GOITRES

ET

MÉDICATION IODÉE INTERSTITIELLE

PAR

Le Docteur DUGUET

Professeur agrégé à la Faculté de médecine de Paris,
Médecin de l'Hôpital Lariboisière.

PARIS

G. STEINHEIL, ÉDITEUR

2, RUE CASIMIR-DELAVIGNE, 2

1886

GOITRES

ET

MÉDICATION IODÉE INTERSTITIELLE

PUBLICATIONS DU MÊME AUTEUR :

De la hernie diaphragmatique congénitale (avec 2 planches). *Thèse inaugurale.* Paris, 1866.
De l'apoplexie pulmonaire. *Thèse d'agrégation.* Paris, 1872.
Sur les taches bleues ; leur production artificielle et leur valeur séméiologique. In *Bull. de la Soc. de biologie.* Avril 1880.
Expériences et recherches nouvelles sur les taches bleues. *Ibid.* Juillet 1882.
De l'embolie pulmonaire comme cause de mort rapide et imprévue dans le cours de la phthisie pulmonaire (avec planche). In *Soc. méd. des hôpit.* Février 1881.
Note sur un cas de mort subite par embolie pulmonaire ayant pour origine une thrombose iliaque due à la compression par un fibroïde utérin volumineux. *Ibid.* Oct. 1872.
Note sur un cas de mort rapide par embolies pulmonaires survenues pendant le cours d'une thrombose déterminée par la présence d'un myôme utérin kystique (avec planches). *Ibid.* Déc. 1877.
Mort subite par embolie pulmonaire dans un cas de kyste ovarique volumineux, compliqué d'ascite. *Ibid.* Mai 1878.
Lésion aortique double d'origine alcoolique. Embolie de l'artère poplitée gauche. Asystolie, embolies et infarctus pulmonaires. Mort. *Ibid.* Janvier 1879.
Embolie de l'artère sylvienne droite, suivie trente-six heures après d'une embolie de l'artère sylvienne gauche, chez une femme convalescente d'un rhumatisme articulaire aigu. Mort rapide, autopsie. *Ibid.* Juin 1878.
Rapport sur un cas d'embolie de l'artère fémorale gauche. In *Soc. anat.* 1878.
Note sur un cas de rétrécissement acquis de l'artère pulmonaire chez un malade mort de tuberculose généralisée (avec Landouzy). In *Soc. méd. hôp.* Nov. 1878.
Rétrécissement de l'orifice pulmonaire acquis, consécutif à une endocardite rhumatismale chez un jeune homme non cyanosé et non tuberculeux. — Présentation à la *Soc. méd. des hôp.* 1879.
Note sur un cas de rétrécissement de l'orifice artériel pulmonaire, *non suivi de phthisie,* chez une rhumatisante, avec hémiplégie faciale et néphrite parenchymateuse mortelle. *Ibid.* Janvier 1882.
Rapport sur deux cas de malformation congénitale du cœur. Conditions et mécanisme de production de la cyanose. In *Soc. anat.* 1866.
Note sur un cas de pneumothorax double. In *France méd.* 1868.
Lymphadénome de la rate, étendu au diaphragme, à la plèvre, aux poumons, aux ganglions lymphatiques, sans leucémie. Pleurésie cloisonnée, etc. In *Soc. anat.* 1879.
Note sur un cas d'endo-péricardite ulcéreuse à forme typhoïde (avec G. Hayem). In *Soc. biol.* 1865.
Note sur un cas d'ostéomyélite spontanée de l'humérus, suivie d'infection purulente. In *Union méd.* 1864.
Rapport sur deux cas d'abcès sous-périostiques (périostite phlegmoneuse). In *Soc. anat.* 1864.
Etudes et recherches expérimentales nouvelles sur l'anévrysme disséquant (avec B. Ball). In *Bull. Soc. anat.* 1873.
Leçon sur la tuberculose linguale. In *Annales médico-chirurgicales.* Août 1885.
Du muguet primitif de la gorge. In *Soc. méd. hôp.* Nov. 1882.
Du muguet de la gorge dans la fièvre typhoïde. *Ibid.* Mai 1883.
De l'angine ulcéreuse dans la fièvre typhïde. In *Soc. méd. hôp.* Avril 1883.
Note sur un *Nouveau dilatateur œsophagien,* présenté à la *Soc. méd. des hôp.* 1885.
Note sur un cas de typhlite phlegmoneuse dans le cours d'une entérite tuberculeuse. In *Soc. de Biol.* 1869.
Observations de ruptures intestinales traumatiques à la suite de contusions diverses de l'abdomen. *Soc. anat.* 1863.
Note sur un cas de bothriocéphale observé à Paris. In *Soc. méd. hôp.* 1883.
Note sur un cas de transposition complète des viscères thoraciques et abdominaux. In *Soc. de Biol.* 1881.
Contribution à l'étude des grossesses extra-utérines, et, en particulier, de la grossesse tubaire (avec planches). In *Ann. de Gynécol.* 1874.
Métrorrhagies prolongées dans un cas de rétention placentaire, datant de cinq mois, consécutive à un avortement méconnu au troisième mois d'une grossesse. In *Soc. anat.* 1866.
Trois cas de phlegmon périnéphrique. In *Soc. méd. hôp.* 1880.
Sur un cas de tentative d'empoisonnement (suicide) par le pétrole. *Ibid.* 1885.
Sur un cas d'intoxication saturnine, occasionné par la manipulation et l'empaquetage de la braise dite chimique. *Ibid.* 1885.
Note sur un cas d'argyrie, consécutif à des cautérisations répétées de la gorge avec le crayon de nitrate d'argent (Présentation à la *Soc. de Biol.* Juin 1874). In *Journal thérap.* 1874.
Cas de pellagre sporadique (Présentation à l'*Acad. de méd.*). In *Gaz. des hôp.* 1863.
Rapport sur un cas de lèpre tuberculeuse. In *Soc. anat.* 1863.
Note sur un cas de ladrerie chez l'homme (Présentation à la *Soc. méd. hôp.*). In *Bull. Soc. méd.* 1880.
Trois cas de sclérose atrophique du cervelet chez des épileptiques. In *Soc. anat.* 1862.
Rapport sur un cas de tumeurs cérébrales multiples. *Ibid.* 1865.
Note sur un cas d'ataxie locomotrice progressive, à forme hémiplégique, compliquée d'accès épileptiques, et traitée avec succès par le nitrate d'argent. *Union méd.* 1862.
Bulletins de la Société anatomique, avec planches et compte rendu général, pour l'année 1867.

GOITRES

ET

MÉDICATION IODÉE INTERSTITIELLE

PAR

Le Docteur DUGUET

Professeur agrégé à la Faculté de médecine de Paris,
Médecin de l'Hôpital Lariboisière.

PARIS

G. STEINHEIL, ÉDITEUR

2, RUE CASIMIR-DELAVIGNE, 2

1886

I

PRÉAMBULE

Extirpation totale ou partielle du corps thyroïde en cas de goître : ses dangers immédiats ou éloignés.

Méthode .des injections iodées interstitielles de Luton : ses avantages; son extension en France et surtout à l'étranger.

Faits nouveaux à l'appui.

Quand, en 1875, Luton (de Reims) écrivait en parlant de l'extirpation totale du corps thyroïde en cas de goître : « Il y a lieu de s'étonner qu'une opération aussi redou-« table soit encore sérieusement conseillée de nos jours, « au point d'avoir tout récemment inspiré des travaux « importants » (1) ; il envisageait les dernières statisti-

(1) A. Luton. *Traité des injections sous-cutanées à effet local*. Paris, 1875, p. 271.

ques qui, du fait même de l'opération, donnaient jusqu'à 31 morts sur 91 opérés ; statistiques déplorables, bien faites pour refroidir le zèle des opérateurs les plus entreprenants.

Mais la chirurgie n'était pas encore à cette époque largement en possession des méthodes nouvelles, qui nous font assister maintenant et chaque jour à tant de merveilleux résultats obtenus au milieu de difficultés considérées souvent jusqu'ici comme insurmontables. Aussi n'est-il point surprenant que la chirurgie actuelle ait essayé de faire entrer à nouveau dans la pratique courante l'extirpation du corps thyroïde. Les moyens précieux dont elle dispose lui permettant d'écarter, dans la grande majorité des cas, les catastrophes qui se rattachent à l'opération, l'autorisaient à de pareilles hardiesses ; et de fait les résultats immédiats furent brillants et nombreux, surtout en Suisse et en Allemagne.

Malheureusement on s'aperçut bientôt qu'un grand nombre d'opérés (jusqu'à 24 sur 34, Kocher), quelques mois ou même quelques années après l'ablation totale du corps thyroïde, tombaient dans un état de marasme et de *cachexie* tout à fait bizarre et comparable à celui des crétins, avec : tuméfaction de la face, des mains et des pieds, par infiltration et accumulation de mucine dans les tissus (*myxœdème opératoire* de Reverdin, à rapprocher du myxœdème de Ord), pâleur très prononcée de la peau avec ou sans anesthésie, arrêts de développement, alanguissement progressif de toutes les facultés, et souvent hypothermie et albuminurie.

Ce tableau ne rappelle-t-il pas, en effet, par certains côtés celui des crétins dont le corps thyroïde, quoique singulièrement augmenté de volume, n'en est pas moins frappé dans ses éléments essentiels qui, dégénérés, ne fonctionnent plus ?

Du reste les expériences de Schiff (1884) et celles de Horsley (1885) n'ont-elles point démontré que *l'extirpation totale* du corps thyroïde, chez le chien ou chez le singe, amène fatalement un état de déchéance rapide de l'animal avec accidents variés : pâleur, dyspnée, albuminurie, convulsions, coma et mort ; l'autopsie permettant de constater l'existence d'une quantité surabondante de mucine répandue dans les tissus et jusque dans le sang.

Ainsi donc, si la chirurgie veut aller pour guérir le goître jusqu'à enlever le corps thyroïde en totalité, elle se heurte et se heurtera sans doute toujours à des objections insurmontables, puisque, quelle que soit la perfection des procédés qu'elle emploie, les faits cliniques et les expériences physiologiques paraissent condamner sans retour une pareille opération.

Seule, *l'ablation partielle* du corps thyroïde semble désormais capable de profiter des conquêtes de la chirurgie moderne. La physiologie du moins nous l'enseigne, et, en ce qui concerne les craintes du myxœdème opéra·

toire consécutif, l'expérience démontre qu'en pareil cas il n'est point à redouter.

Parmi les statistiques que l'on pourrait citer ici, nous nous bornerons à celle de notre ami Julliard (de Genève), qui a opéré 31 goîtres (1). Deux fois il a pratiqué *l'ablation totale* du corps thyroïde, et chez ces deux malades il a vu se développer, quelque temps après l'opération, des accidents myxœdémateux, comme ses confrères Borel (de Neufchâtel), et Reverdin (de Genève), dans des cas analogues ; mais dans tous les autres cas où il a pratiqué *l'ablation partielle* du corps thyroïde, il n'a observé à la suite, chez tous les maladesqu'il a pu suivre, aucun accident analogue; ce qui lui fait dire : « Il est donc permis « de croire que l'extirpation partielle ne donne pas lieu « aux accidents secondaires comme l'extirpation totale, « et qu'il vaut mieux par conséquent n'extirper les « goîtres que partiellement. »

Restait à savoir ce que donne l'opération elle-même, en tant qu'opération.

A côté d'un grand nombre de résultats vraiment remarquables, mais toujours très laborieusement obtenus, la statistique des ablations partielles donne, malgré toute l'habileté des opérateurs, un chiffre encore considérable de : morts subites, hémorrhagies immédiatement funestes, hémorrhagies opératoires difficiles à arrêter, abondantes et graves, hémorrhagies secondaires dangereuses et même

____

(1) Julliard. *Revue de chirurgie*. 1883.

mortelles, septicémies faciles à comprendre avec une région si riche en vaisseaux, phlegmons du cou, aphonies par sections nerveuses, et enfin récidives plus ou moins long-temps après l'opération.

« On vantait hier l'extirpation totale, dit Adrien
« Thierry (1), on se dérobe aujourd'hui derrière l'extirpa-
« tion partielle..... Celle-ci même n'est pas toujours pos-
« sible, ne donne pas sûrement une guérison définitive, et
« cela au prix des plus grands sacrifices (2). »

Avec un tel bilan, qui n'est point chargé à plaisir, et qui fait dire à Michel (de Nancy) que l'ablation partielle est aussi dangereuse que l'ablation totale, l'ablation même partielle ne sera jamais abordée qu'avec crainte et dans les cas véritablement exceptionnels où la vie des malades serait, par le fait même du goître, tout à coup ou rapide-ment mise en péril.

Aujourd'hui donc, comme il y a douze ans, malgré les admirables progrès de la chirurgie moderne, et pour les raisons d'ordre différent que nous tenions à exposer ici brièvement, nous devons, ayant en vue presque autant les extirpations partielles que les ablations totales du corps thyroïde, répéter avec Luton que : « il y aurait lieu de
« condamner de pareilles entreprises, s'il ne s'agissait

____

(1) Adrien Thierry. *Considérations sur le traitement du goître parenchy-*
mateux par la thyroïdectomie et les injections interstitielles iodées. Thèse
de Paris, 1886, p. 7.

(2) *Ibid.*, p. 18.

« pas de goîtres mettant en danger la vie des malades. »

Cela était vrai en 1874 ; cela est donc encore vrai aujourd'hui. De telle sorte qu'on était et qu'on est encore en droit d'appliquer une méthode, qui d'emblée s'est présentée aussi inoffensive que séduisante, en vue de parer à des éventualités chirurgicales toujours redoutables quand il s'agit du goître. Nous voulons parler de la méthode des *injections interstitielles iodées*.

C'est Luton qui le premier, en 1863, eut l'audace heureuse d'aller porter directement, à haute dose, au sein même des tumeurs goîtreuses, l'iode, le fondant, le *spécifique* par excellence du goître (1), alors que, malgré ses vertus bien incontestables, cet agent restait à peu près sans effet dans un grand nombre de circonstances, qu'il fût appliqué à l'extérieur ou administré à l'intérieur.

Mais l'audace de Luton était à la fois intuitive et raisonnée. Aussi le voyons-nous ériger immédiatement en méthode la pratique des injections iodées dans le goître, démontrant du même coup son efficacité et son innocuité par un grand nombre de faits capables d'entraîner la conviction dans l'esprit des plus incrédules.

Du reste, la pratique de Luton se répandit rapidement en France où nous voyons le Dr Bertin (de Gray) en 1868 (2),

---

(1) Il est bien entendu que le goître exophthalmique est ici hors de cause.

(2) F. Bertin. Archives générales de médecine, avril 1868 ; et Union médicale, octobre 1868.

et le Dr Lévêque (de Reims) en 1872 (1), publier des obser·
vations nouvelles et tout à fait confirmatives ; puis en
Suisse, en Angleterre et en Allemagne où la méthode
des injections interstitielles iodées dans le goître s'étendit
d'une façon surprenante.

Oserons-nous le dire, il nous semble qu'en France, si
l'on en juge par les travaux publiés sur ce sujet, cette
méthode, établie d'emblée d'une façon si brillante, n'a
pas pris dans la pratique des villes ou des campagnes
l'extension qu'elle mérite, car les goîtres justiciables de ce
mode de traitement ne manquent point chez nous, même
à Paris. Cela tient sans doute à la crainte de la mise en
pratique (la lancette est bien devenue pour beaucoup de
médecins un instrument étrange et même embarrassant),
ou bien à l'indifférence, ou bien encore à tout autre motif.
Toujours est-il que depuis l'année 1863 jusqu'à l'année
1872, les médecins et les chirurgiens français n'ont fourni
sur ce sujet qu'un nombre fort restreint d'observations.
Nous ne connaissons guère à Paris que les professeurs
Verneuil, Le Fort, Gosselin et nos amis Le Dentu, Terrier,
Terrillon et Richelot, qui s'en soient occupés et qui
aient traité de la sorte depuis quelques années un certain
nombre de goîtres avec succès (2).

Pour notre part, depuis l'année 1874, nous avons soumis

---

(1). Lévêque. *Des injections interstitielles iodées dans le goître*. Thèse
de Paris, 1872.

(2). Voyez A. Thierry. Thèse de Paris. 1886.

à la méthode non sanglante de Luton tous les goîtres qui
se sont présentés à nous, sans les rechercher spécialement.
Nous avons pu depuis douze ans, en étudier, en traiter
et en suivre un certain nombre, et nous croyons le moment
venu, puisque la chirurgie ne peut et ne doit désormais
leur être appliquée que dans des circonstances tout à
fait exceptionnelles, d'en publier la relation avec les
réflexions et les aperçus qu'ils comportent.

II

OBSERVATIONS

Goîtres récents ; goîtres anciens.

Goîtres .charnus simples; goîtres dégénérés ou kystiques.

Kyste hydatique du cou formant goître.

Observation I

Goître charnu *récent.* — Une injection de teinture d'iode. — Accidents de contractures hystériques à la suite. — Guérison.

Maria Le Ligu..., âgée de 28 ans, couturière, entre le 10 mars 1880 à l'hôpital St-Antoine, dans le service de M. Duguet, pour des accidents consécutifs à une fausse couche.

Née à Quimper, elle a successivement habité Quimper, Versailles, le Havre et Quimperlé. Elle est à Paris depuis 1872. Son père, épileptique, serait mort d'un cancer de l'œsophage ; un frère est mort tuberculeux ; elle a une sœur hystérique et l'autre très nerveuse. On ne relève aucun cas de goître dans ses ascendants.

Vers l'âge de 17 ans, au moment de l'apparition de ses règles, elle aurait été atteinte d'une péritonite. Les accidents péritonéaux se seraient même reproduits trois fois à diverses reprises.

A la date du 22 mars dernier, le placenta qui était resté dans l'utérus a été expulsé ; la malade guérie de ce côté reste à l'hôpital pour un goître qui se serait développé il y a deux ans et demi pendant une *grossesse*. Au moment de l'accouchement point de modification du goître qui a continué par la suite à se développer lentement, occupant la ligne médiane surtout, sans amener d'ailleurs aucune gêne dans la déglutition, ni dans la voix, ni dans la respiration ; la pression exercée sur la tumeur occasionne simplement un peu de dysphagie.

La malade n'a jamais subi aucun traitement pour ce goître.

Une injection est pratiquée sur la ligne médiane à l'aide d'une seringue de Pravaz remplie de teinture d'iode ordinaire. Cette injection est suivie d'une douleur dans l'oreille, et d'un peu de gêne dans la déglutition.

Le 24. Un trismus nerveux avec opisthotonos s'est établi, empêchant la malade de boire et de manger ; la réaction douloureuse de l'injection n'est point calmée.

Le 28. Apaisement des douleurs.

Le 29. Toux hystérique.

1er avril. Contracture des jambes, insomnie, larmes et sanglots sans motifs.

Le 13. Tympanisme abdominal.

Le 14. Contractures des orbiculaires des paupières

Le 26. Toute trace de trismus a disparu.

Le 27. La malade reprend la nourriture habituelle.

1er mai. Cessation de la contracture des orbiculaires.

Le 7. Diminution de la contracture des jambes.

Le 10. La malade part pour le Vésinet guérie complètement de ses nombreux accidents hystériques et complètement aussi de son goître dont toute trace a disparu.

Réflexions. — Cette observation est remarquable en ce que ce goître qui a pris naissance il y a deux ans et demi, pendant une grossesse, sans hérédité démontrée, a été guéri à la suite *d'une seule injection* de teinture d'iode.

Mais cette injection a déterminé chez notre malade l'explosion de *phénomènes hystériques* variés (trismus, opisthotonos, contracture des membres, toux hystérique, tympanisme abdominal), l'injection ayant mis en jeu un état nerveux virtuel que la malade tenait de son père (épileptique) et qu'elle partageait avec deux sœurs névropathes.

OBSERVATION II

Goître charnu *récent*. — Une injection. — Guérison.

Mlle J..., jeune fille de 14 ans, du quartier des Halles, nous est amenée en 1877 avec un goître médian datant de quelques mois, offrant le volume d'une grosse noix aplatie, et donnant au cou un aspect disgracieux.

Une injection d'une seringue pleine de teinture d'iode est pratiquée. Aucun accident consécutif.

Plusieurs semaines après c'est à peine si l'on soupçonnerait l'existence d'une tumeur antérieure du corps thyroïde.

OBSERVATION III

Goître charnu *récent*.— Deux injections de teinture d'iode. — Guérison.

Le 11 décembre 1876, nous est amenée par madame D..., sa femme de chambre âgée de 21 ans, bien réglée toutes les trois semaines, petite, brune et maigre. Elle est née à La Ferté-Milon, d'une mère âgée de 42 ans au moment où elle la mit au monde.

Depuis quelques mois seulement elle est atteinte d'un goître charnu formé aux dépens du lobe médian et du lobe droit du corps thyroïde; ce qui donne à son cou une forme disgracieuse.

Le jour même, injection d'une seringue entière de teinture d'iode dans le lobe médian. Cette injection est suivie de douleurs dans la partie postérieure du cou, douleurs qui cessent pendant la nuit, mais qui se renouvellent quatre jours consécutifs, et rendent la mastication assez pénible.

La circonférence du cou qui était de 33 centimètres, monte à 34 cent. le lendemain de l'injection.

Le 20 décembre, la mensuration du cou donne 32 centimètres. Toute douleur a disparu.

Le 14 février 1877, deuxième injection de 20 gouttes dans le lobe médian. Cette injection est peu douloureuse.

Au 16 mars, la circonférence du cou est encore de 32 centimètres; mais depuis quelque temps la malade, grâce à un grand appétit, a notablement engraissé, le goître est à peine visible, le cou est devenu plus gras, présentant à peine, en y regardant de près, la forme dite du cou de biche.

La malade s'est mariée quelques mois après sa guérison; elle a succombé au bout de dix-huit mois de mariage, enlevée par une fièvre typhoïde, sans que son goître ait reparu jusqu'au moment de sa mort.

Réflexions. — Goître datant de quelques mois, guéri avec *deux injections* iodées seulement, sans accident d'aucune sorte.

Observation IV

Goître charnu *récent* chez une jeune femme. — Deux injections iodées
— Guérison.

Philippe-Jeanne M... âgée de 21 ans, domestique, entre le 22 août 1876 à l'hôpital Temporaire, dans le service de M. Duguet, pour un état chlorotique très marqué.

Elle est née à Sauvigny-les-Bois (Nièvre). Réglée à 13 ans, elle a toujours été assez bien portante.

A son entrée on constate le début d'une pleurésie qui, sèche d'abord, s'accompagne ensuite d'une petite quantité de liquide pleural. La résorption et la guérison de cette pleurésie se font très facilement.

Pendant son séjour à l'hôpital, nous lui trouvons un goître dont elle ne peut nous déterminer l'époque d'apparition. Ce goître occupe l'isthme et surtout le lobe droit du corps thyroïde qui soulève même le bord interne du muscle sterno-mastoïdien de ce côté. La mensuration du cou donne à ce niveau 36 centimètres.

Dans le but de la débarrasser de son goître, il est injecté le 12 décembre, à l'aide d'une seringue de Pravaz, 20 gouttes de teinture d'iode pure dans le lobe médian. Immédiatement la malade accuse une saveur iodée. Le lendemain la circonférence du cou donne 37 centimètres ; une seconde injection est prati-

quée le 16 dans le même point que la précédente. Une sorte de
fièvre iodique se déclare quelques heures après, avec agitation,
insomnie, soif vive, douleur à la déglutition et dans la région
postérieure du cou ; coryza, picotements des yeux, goût iodé
dans la bouche, etc. Cet état de réaction cesse le 18.

Le 20. La circonférence du cou fournit 34 centimètres et demi.

Le 27, avec un état général excellent, la circonférence est
tombée à 34 ; la malade part pour le Vésinet ne présentant
plus aucune trace de son goître. Elle a d'ailleurs engraissé pendant son séjour à l'hôpital.

Réflexions. — Outre la guérison rapide du goître par
deux injections iodées, cette observation est remarquable
par la *fièvre iodique* consécutive à ces injections de teinture d'iode.

OBSERVATION V

Goître charnu *récent*. — Hérédité. — Trois injections de teinture d'iode
— Guérison.

Mlle B..., âgée de 19 ans, grande, maigre, assez bien réglée,
nous est amenée par sa mère au mois de mars 1877, parce que
depuis quelques mois son cou se met à grossir d'une façon
irrégulière ; un goître s'y développe qui porte sur le lobe gauche, le lobe médian et surtout le lobe droit. La mère est d'au-

tant plus tourmentée pour sa fille que la mère de M. B... est goîtreuse, que sa grand'mère maternelle était goîtreuse et son aïeule également.

Mlle B... est née à Paris, rue Montmartre, où elle habite avec ses parents. Elle a été soumise, dès le début, à un traitement composé de sirop d'iodure de fer et d'huile de morue à l'intérieur, pommades iodurées à l'extérieur ; mais ce traitement demeurant inefficace, nous pratiquons, le 14, dans la partie supérieure du lobe droit une première injection de vingt gouttes de teinture d'iode ; cette injection éveille très rapidement des douleurs dans le cou, dans l'oreille et dans la mâchoire du côté droit.

La circonférence du cou au point le plus large était, le 14 mars, de 36 centimètres et demi. Le 11 avril elle n'est plus que de 34 centimètres et demi.

Une deuxième injection de vingt gouttes est pratiquée dans le lobe droit; même réaction douloureuse qu'à la première injection. Troisième injection fin avril.

A la date du 15 mai la mensuration ne donne plus que 33 centimètres.

Nous comptions après avoir attaqué le lobe droit nous adresser ensuite au lobe médian et au lobe gauche. Il n'en fut pas besoin.

Peu à peu le goître se mit à disparaître à gauche et au milieu comme à droite.

La malade a été revue chaque année avec la constatation d'une guérison qui ne s'est pas démentie.

Au commencement du mois de juillet 1886, par suite de circonstances particulières, Mlle B..., toujours un peu maigre, mais bien portante, s'est mise à maigrir de telle sorte que son corps thyroïde est devenu assez apparent. Mais les mensurations du cou donnent : 31 centimètres et demi en haut, 33 au milieu et 34 1/4 en bas ; ce qui ne s'éloigne pas des mesures prises il y a neuf ans, peu de temps après les trois injections de teinture d'iode.

Mlle B... craint de voir son goître récidiver ; le souvenir de l'hérédité qui pèse sur elle l'obsède ; elle voudrait de nouvelles injections dans le cou ; mais nous lui conseillons d'attendre, en raison des données de la mensuration, et de se soumettre au préalable à une médication alternante avec l'iodure de fer et l'arséniate de soude.

Réflexions. — Goître datant de quelques mois, *foncièrement héréditaire*, complètement guéri à la suite de *trois* injections iodées ; après *neuf années* de guérison bien constatée, la malade ayant maigri craint une récidive ; mais un mois passé à la campagne, l'a fait engraisser de deux kilogr. et son corps thyroïde est déjà devenu moins visible, ce qui nous permet fortement de douter d'une récidive.

OBSERVATION VI

Goître charnu récent. — Quatre injections. Guérison.

Au commencement de l'année 1883 se présente à la consultation de l'hôpital Lariboisière, Marie Ch..., âgée de 20 ans, buraliste, pour un goître bien développé.

Elle est née à Paris, mais ses parents sont originaires du Cantal, pays où le goître se rencontre assez souvent. Les parents de Marie Ch... semblent n'en avoir jamais été atteints.

Elle n'a jamais été sérieusement malade. Notons simplement une rougeole suivie d'adénopathies cervicales. Les règles ont paru pour la première fois à 14 ans, revenant souvent depuis lors tous les quinze jours et avec des douleurs assez vives au début.

Au mois de mars 1882, la mère de Marie Ch... a remarqué que le cou de sa fille grossissait; l'augmentation de volume qui portait tout spécialement sur le lobe droit augmente rapidement.

Pendant six mois la malade vint à une consultation de chirurgie où elle fut soumise sans résultat appréciable à un traitement ioduré, au sirop de raifort iodé, aux badigeonnages à la teinture d'iode, et en fin de compte on lui proposa, dit-elle, l'ablation de la tumeur.

Elle refusa, et passa à la consultation de médecine; c'est alors qu'elle fut soumise à notre observation. Son goître développé surtout à droite offrait le volume d'un gros œuf de poule.

Quatre injections interstitielles de teinture d'iode furent faites avec nos précautions ordinaires de quinzaine en quinzaine.

Le 21 mars le volume de la tumeur a considérablement diminué.

Le 2 mai, le goître a totalement disparu. Il faut examiner le cou avec un soin tout particulier pour reconnaître que le sterno-mastoïdien droit est légèrement soulevé. A la palpation on trouve, en effet, à droite une tumeur dure, grosse comme

une noisette. C'est tout ce qui reste du lobe droit hypertro-
phié du corps thyroïde. Le cou dans sa plus grande circonférence ne donne que 33 centimètres.

La malade guérie de son goître continue à être assez mal
réglée.

Réflexions. — C'est un bel exemple de goître datant
d'un an, d'une hérédité douteuse, ayant cédé complètement à quatre injections iodées.

Observation VII

Goître charnu *récent*. — Cinq injections de teinture d'iode. — Guérison.

Clémence M..., âgée de 24 ans, couturière, entre à l'hôpital
de la Charité, service de clinique du professeur Sée, suppléé
par M. Duguet, agrégé, au mois de septembre 1875.

Accouchée au mois d'octobre 1874, elle s'est aperçu presque
aussitôt son accouchement que son cou grossissait. Les règles
reparues six semaines après les couches n'ont pas cessé de se
montrer chaque mois depuis, sauf depuis deux mois, avec des
retards de huit jours chaque fois.

Autrefois considérée comme une personne très calme, tout
le monde a remarqué et elle-même s'en est bien rendu compte
que depuis son accouchement, tout en ayant une santé parfaite

elle est devenue plus impressionnable, en même temps que son cou prenait plus de développement.

A son entrée, on constate que l'état des yeux et celui du cœur ne permettent point de songer à l'existence d'un goître exophthalmique. Le corps thyroïde est développé à peu près uniformément et donne au cou une circonférence de 37 centimètres et demi à la partie moyenne.

Le 3 septembre, première injection de teinture d'iode, à droite de la ligne médiane (une seringue de Pravaz entière), suivie pendant deux jours de tuméfaction du cou avec irradiations douloureuses dans la mâchoire, la tempe et la région cervicale postérieure à droite.

Le 10. La circonférence du cou a diminué d'un centimètre. Deuxième injection suivie de la même réaction.

Le 17. Pas de diminution appréciable. Troisième injection suivie de la même réaction.

1er octobre. Diminution d'un centimètre, la circonférence du cou ne donne plus que 35 centimètres et demi. Quatrième injection suivie d'une réaction un peu moins vive.

Le 15. La circonférence du cou ne donne plus que 34 centimètres.

Le 22. Elle est tombée à 33 centimètres. Cinquième injection suivie d'une réaction qui s'éteint en deux heures.

Le 29. Il n'y a plus de traces du goître qui peut être considéré comme guéri.

Réflexions. — Exemple bien net de goître datant d'un an, survenu au moment d'une grossesse, et complètement guéri après *cinq* injections iodées, suivies d'une réaction locale intense, mais passagère.

OBSERVATION VIII

Goître charnu datant *de sept ans*. — Cinq injections. — Accidents spasmodiques et inflammatoires du larynx. — Sialorrhée. — Guérison.

Louise Lab..., âgée de 33 ans, couturière, se présente au mois d'octobre 1884 à l'hôpital Lariboisière, avec un goître assez volumineux dont elle veut se faire débarrasser.

Née à Paris, elle a toujours été bien portante, bien réglée ; petite, un peu maigre, elle est extrêmement nerveuse. Son goître qui est assez ferme déforme surtout le côté gauche du cou, en raison du développement insolite du lobe gauche du corps thyroïde. La malade raconte qu'il aurait débuté il y a sept ans à l'occasion d'une grande colère ; mais il a pris un accroissement inquiétant pour elle depuis quelques mois seulement, apportant quelques troubles dans la respiration et dans la voix.

La mensuration du cou pratiquée au niveau du goître, le 22 octobre, donne 31 centimètres en haut, 32,5 au milieu, 33 en bas. Une seringue de Pravaz pleine de teinture d'iode pure est injectée dans le lobe gauche du corps thyroïde ; cette injection est suivie d'une légère réaction douloureuse avec irradiation de voisinage.

5 novembre. Deuxième injection semblable à la première.

Le 19. Troisième injection suivie de douleurs assez vives.

Le 10 décembre. Des indurations se perçoivent dans la tumeur. Quatrième injection suivie d'irradiations douloureuses.

24 décembre. La mensuration donne : 30 centim. en haut, 31 au milieu, 32 un peu fort en bas. La tumeur a donc perdu à cette époque un centimètre dans toute sa hauteur. Cinquième injection.

Cette fois les *douleurs* et les *accidents nerveux* éclatent avec une intensité insolite. Deux minutes à peine après l'injection, la malade est prise de spasme laryngé violent, avec dyspnée inspiratoire, turgescence de la face, anxiété générale ; cet état dure près d'une demi-heure pour céder à des inspirations d'éther.

La malade rentrée chez elle peut prendre des bouillons et du lait. Le repos, l'éther et le chloral achèvent de la calmer ; mais pendant la nuit et les jours suivants survient une *sialorrhée* abondante et incessante qui a donné environ un litre de salive dans les 24 heures. Point de fièvre.

Elle vient prendre, le 27 décembre, un lit à l'hôpital ; on constate que la sialorrhée dure encore ; ce phénomène ne cède que lentement dans les premiers jours de janvier 1885, alors que déjà, depuis longtemps, la malade a retrouvé le calme et l'appétit

La voix seule reste couverte de très claire qu'elle était auparavant.

6 janvier. Pendant la nuit, Louise Lab... expectora en toussant un petit lambeau membraneux de muqueuse sphacélée, provenant sans doute du larynx. En effet, M. le Dr Coupard ayant pratiqué l'examen laryngoscopique a parfaitement vu une ulcération siégeant sur la corde vocale gauche supérieure ; selon lui cette ulcération doit se rattacher à un petit abcès

sous-muqueux qui a entraîné en s'ouvrant un morceau de la muqueuse. De là l'explication de la raucité de la voix.

A partir de ce moment la voix redevient chaque jour plus claire ; quelques cautérisations pratiquées par M. Coupard semblent hâter la réparation.

12 février. La malade quitte l'hôpital, ayant retrouvé sa voix parfaitement claire d'autrefois, et pleinement satisfaite de ne plus avoir de goître.

Nous l'avons depuis cette époque revue plusieurs fois jusqu'à ce jour. Elle se porte à merveille, est toujours aussi nerveuse ; mais sa guérison se maintient parfaitement.

Réflexions. — Observation rare de *guérison complète* d'un goître qui daterait de *sept ans*. Chez cette malade, très nerveuse d'ailleurs, chaque injection a causé une réaction locale vive et même une fois des accidents spasmodiques et inflammatoires du larynx d'une grande intensité, avec une sialorrhée abondante tout à fait étrange. Mais ces différents accidents spasmodiques n'ont eu aucune suite, et le goître a été et reste complètement guéri.

OBSERVATION IX

Goître charnu récent. — Cinq injections.   Guérison.

Mathilde Heiss..., âgée de 20 ans, se présente le 13 janvier 1881 à l'hôpital St-Antoine avec un goître qui date de quelques mois.

Cinq injections d'une seringue pleine chaque fois de teinture d'iode pure sont pratiquées dans le goître, les 13 janvier, 22 février, 24 mars, 4 et 14 mai. — Diminution graduelle du goître.

La malade revue quelque temps après est complètement guérie.

Avant les injections la circonférence du cou donnait 33 c. 1/2 en bas et au milieu, 32 c. en haut ; après la cinquième injection on ne trouve plus que 33 cent. en bas, 32 au milieu et 31 en haut.

OBSERVATION X

Goître charnu *récent*. — Six injections de teinture d'iode. — Guérison.

Catherine Hac..., âgée de 21 ans, couturière, vient le 15 mars 1884 à l'hôpital Lariboisière pour un goître à faire disparaître.

Originaire du Luxembourg qu'elle a quitté il y a 5 ans pour venir à Paris, elle n'offre aucun antécédent morbide important, sauf qu'elle aurait une sœur atteinte d'un goître bilobé aussi gros qu'une orange. Du reste, il paraît que dans son pays il n'est pas rare de rencontrer des femmes affligées d'une tumeur goîtreuse assez prononcée.

Catherine affirme que son goître n'a commencé à se développer que depuis un an ; aujourd'hui il forme une tumeur saillante, siégeant à la région antérieure du cou, prédominant à droite, de la grosseur d'un œuf de poule environ, de consistance ferme, indolore, et se déplaçant avec le larynx dans les mouvements de déglutition.

A une époque rapprochée du début, la malade consulta un médecin qui lui ordonna, à l'extérieur des pommades iodurées, et à l'intérieur de l'iodure de potassium à doses continuées pendant longtemps. Mais ce traitement n'amena aucune modification du goître.

A partir du 15 mars, la malade se présenta à l'hôpital tous les quinze jours, et à chaque visite il lui fut injecté en plein goître une seringue entière de teinture d'iode.

Chaque injection détermina des douleurs irradiées, suivant les branches du plexus cervical gauche, au cou, à l'oreille, à la nuque et à la mâchoire jusqu'aux dents.

Ces phénomènes douloureux s'apaisèrent chaque fois en deux ou trois jours, après s'être accompagnés de gêne momentanée dans la mastication et la déglutition.

Six injections ont été pratiquées avec une seringue pleine de teinture d'iode chaque fois.

Nous avons revu la malade à plusieurs reprises jusqu'au 11 novembre 1885, date à laquelle le goître disparu déjà depuis plusieurs mois n'avait point reparu ; à peine percevait-on à la palpation du cou quelques petits noyaux d'induration dans le lobe droit du corps thyroïde, noyaux se rattachant aux diverses injections pratiquées pour obtenir la guérison du goître.

Réflexions. — Goître vraisemblablement héréditaire, datant d'un an, et cédant à *six* injections iodées, alors qu'il a résisté très longtemps au traitement classique du goître par les préparations iodurées *intus* et *extra*.

OBSERVATION XI

Goître diffus vraisemblablement *ancien*. — Huit injections. — Diminution
voisine de la guérison.

Eugénie Vic..., âgée de 15 ans, couturière, se présente le
29 avril 1886 à l'hôpital Lariboisière, à la consultation de M. Duguet, pour un goître diffus assez volumineux.

Née à Puteaux, elle habite Noisy-le-Sec depuis sa naissance.
On ne relève aucun goître dans ses antécédents de famille ;
mais il en existe plusieurs dans le pays. Sa mère est morte il y
a sept ans d'une affection chronique des poumons ; son père
est bien portant ; elle a perdu un frère de convulsions à l'âge
de 18 mois.

Elle jouit d'une bonne santé habituelle, est réglée depuis
deux ans, très périodiquement ; un peu nerveuse, sans exoph-
thalmie, elle a des migraines fréquentes, avec une constipa-
tion très opiniâtre.

Elle n'avait encore que sept ans quand déjà, paraît-il, on
trouvait à son cou un développement exagéré, principalement
du côté droit.

La tumeur thyroïdienne, mollasse, occupe mais d'une façon
diffuse les trois lobes de la glande, suivant pendant la déglutition les mouvements de va-et-vient du larynx. Elle est le
siège de quelques douleurs, sans gêne notable apportée à la

déglutition ni à la respiration. La peau qui la recouvre offre sa coloration tout à fait normale.

La mensuration du cou donne comme circonférence : en bas 35 centimètres et demi, au milieu 33, en haut 31 et demi.

L'aiguille introduite dans la partie médiane de ce goître diffus ne laisse écouler aucun liquide ; il est alors injecté une seringue pleine de teinture d'iode ; l'injection est suivie peu de temps après de douleurs irradiées, peu intenses d'ailleurs, dans l'oreille droite.

Le 5 mai, les trois quarts de la seringue sont introduits dans le lobe moyen, et à la suite surviennent encore quelques douleurs dans l'oreille droite.

13 mai. Injection d'une seringue entière dans le lobe gauche suivie pendant trois jours de douleurs vives et irradiées dans l'oreille, la mâchoire et l'épaule du côté gauche.

Le 19. La mensuration donne comme circonférence du cou : au milieu 33 c., en haut 31 c.; le lobe gauche est tendu et légèrement induré.

Le 26. La malade remarque que sa migraine et ses maux de tête sont moins fréquents et moins intenses depuis le début du traitement par les injections iodées. La circonférence du cou donne en bas 34, au milieu 32 1/4, en haut 30 1/2. Une nouvelle injection d'une seringue entière est faite dans le lobe gauche.

2 juin. Eugénie dit avoir souffert dans la partie postérieure du cou seulement à la dernière injection. Le lobe gauche se durcit par places incontestablement. Cinquième injection d'une seringue pleine dans le lobe médian.

Le 9. Diminution évidente du goître ; la mensuration fournit en bas 34 c., 32 au milieu et 30 en haut. La malade dit avoir ressenti des douleurs de tête pendant deux à trois jours à la suite de la dernière injection.

Le 23. Eugénie a ses règles, se porte à merveille; sixième injection en bas et un peu à droite, parfaitement supportée. A peine se montre-t-il une légère douleur à l'oreille droite et dans la mâchoire inférieure.

Les urines examinées une demi-heure seulement après l'injection iodée ne contiennent pas encore d'iode d'une façon appréciable.

Pendant deux ou trois jours après la dernière injection, la migraine a reparu mais faible, avec perte d'appétit et un peu de fièvre. On sent très bien les noyaux d'induration dus aux injections antérieures.

La mensuration donne les mêmes chiffres qu'auparavant; septième injection non suivie de douleurs; mais dans l'urine une demi-heure après on trouve incontestablement de l'iode.

Une huitième injection faite plus tard ne modifie pas l'état du cou.

Réflexions. — En résumé, diminution très voisine de la guérison de ce goître diffus, vraisemblablement de date ancienne. La diminution des migraines dont souffrait la malade est à noter, ainsi que la fièvre dont elle a été atteinte pendant quelques jours après la sixième injection, et l'apparition de l'iode dans les urines une demi-heure après la septième.

Observation XII

Migraines intenses de date ancienne. — Goître charnu *récent* du lobe droit.
— Neuf injections. — Guérison du goître. — Eloignement avec diminution remarquable des migraines.

Anaïs Pin..., âgée de 36 ans, cartonnière, se présente à l'hôpital Lariboisière le 28 avril 1886, avec un goître datant de neuf
mois.

Née à Tours, elle habite Paris depuis 27 ans; son père est
mort d'une fluxion de poitrine; sa mère ainsi que deux sœurs
se portent bien. On ne connaît pas de goîtres dans sa famille.
Ses époques sont très régulières. Elle est d'un caractère nerveux, sans présenter cependant aucun signe de goître exophthalmique.

Sans motif connu elle s'est aperçue tout à coup, en s'habil-
lant un matin, que son cou était plus développé à droite qu'à
gauche. En effet, le lobe droit du corps thyroïde offre une
augmentation de volume considérable ; la tumeur qui soulève
le sterno-mastoïdien suit les mouvements du larynx et est
animée de battements artériels.

Anaïs croit avoir obtenu un peu de diminution dans sa tumeur
depuis qu'elle est soumise au traitement ioduré intus et extra
par le Dr Capitan ; mais celui-ci peu satisfait du résultat
obtenu nous l'adresse pour que nous la traitions par les injections interstitielles iodées. D'ailleurs, la malade qui a toujours

été fort tourmentée par ses migraines en souffre davantage depuis qu'elle est soumise au traitement ioduré.

La mensuration du cou donne en haut 30 centimètres, au milieu 32 et demi, et en bas 34 centimètres.

L'aiguille introduite seule d'abord laisse écouler du sang; retirée, elle est introduite dans un autre point, et, comme rien ne s'écoule, il est fait une première injection qui provoque pendant les premiers jours une douleur assez vive avec irradiations dans la mâchoire, l'oreille et la nuque à droite. Il en est même résulté un peu de fièvre et une courbature qui a duré 3 jours.

5 mai. Injection d'une demi-seringue environ. Cette fois la réaction locale et générale cesse au bout de deux jours.

Le 13. Troisième injection d'une seringue entière, suivie de douleurs dans la mâchoire, l'oreille et l'épaule; la tumeur durcit sensiblement.

Le 19. Quatrième injection, suivie des mêmes douleurs avec perte d'appétit momentanée.

Le 26. Cinquième injection avec douleurs consécutives bien moins intenses.

2 juin. La malade nous fait observer que depuis le début du traitement, à sa grande joie, ses migraines ont totalement disparu, ce qui lui semble un avantage plus grand encore que la diminution évidente du goître. La circonférence du cou est de 29 centim. 1/2 en haut, 31 au milieu et 33 en bas. Sixième injection à peine douloureuse.

Le 9. Septième injection d'une seringue pleine; la malade s'étonne encore que depuis deux mois qu'elle subit les injections iodées elle soit débarrassée de ses migraines, qui revenaient auparavant tous les quinze jours avec des vomissements toutes les six semaines pendant dix heures de suite.

Le 30. Huitième injection, non suivie de douleurs. La malade. nous apprend qu'elle a eu un accès de migraine depuis la dernière injection, mais cet accès a été bien moins intense et moins long que ceux qu'elle éprouvait autrefois.

Les urines ont été recueillies pendant trois jours pour la recherche de l'iode. Seules les urines de la demi-journée qui a suivi l'injection iodée en contenaient d'une façon bien mani- feste.

13 juillet. Neuvième injection en plein noyau fibreux, reliquat du goître ; l'injection a été un peu difficile à pousser.

Réflexions. — Fait intéressant de goître datant de neuf mois, et disparaissant avec les injections iodées, qui ont donné lieu plusieurs fois à une véritable fièvre iodique de courte durée, chez une femme nerveuse. Fait non moins intéressant par la diminution considérable des mi- graines habituelles, sous l'influence des mêmes injections iodées.

Observation XIII

Goître charnu *récent*. — Onze injections. — Guérison.

Catherine Bl..., âgée de 32 ans, se présente à l'hôpital St-Antoine, le 17 mai 1881, avec un goître assez volumineux datant de quelques années.

La circonférence du cou donne en haut 32 c. 1/2, au milieu 36 1/2, en bas 37 1/2.

Onze injections sont successivement pratiquées avec une pleine seringue de teinture d'iode chaque fois, les 17, 24 et 31 mai — 14, 21 et 28 juin — 5, 12 et 26 juillet — 8 et 27 août.

La mensuration après la onzième injection donne en haut 32 c. 1/2, au milieu 34, en bas 36 c.

Revue plus tard la malade ne paraît nullement avoir été atteinte de goître ; elle n'en offre plus aucune trace à la vue.

OBSERVATION XIV

Goître charnu *récent*. — Onze injections. — Guérison.

Beaubouch..., âgée de 32 ans, se présente le 13 avril 1880 à l'hôpital St-Antoine, avec un goître assez volumineux.

Née à Breteuil (Seine-et-Oise), elle a toujours habité Vincennes ; sans antécédents de famille, elle a eu une petite fille il y a neuf ans et, depuis, trois fausses couches avec une perte qui a duré trois mois.

Son goître aurait débuté il y a quatre ans, à la suite d'une fausse couche ; elle a remarqué qu'il augmente sensiblement à chaque époque menstruelle. La tumeur est lisse, ferme, de consistance charnue, sans troubles fonctionnels importants ; à peine cause-t-elle quelques douleurs à la malade. La circonférence du cou est, en haut de 31 centimètres, et en bas de 35.

Une première injection de teinture d'iode est faite dans le lobe médian du corps thyroïde ; elle est suivie de douleurs sourdes dans les gencives et à la face, gênantes pour la mastication, et troublant le sommeil la nuit suivante. Après trois jours toute douleur a disparu.

Deuxième injection le 27 avril, suivie d'une réaction plus douloureuse que la première, mais moins longue.

9 mai. Injection dans le lobe droit suivie de douleurs dans le côté gauche de la mâchoire.

Les règles paraissent deux fois de suite en un mois, les 19 mai et 9 juin.

Le 25. Nouvelle injection dans le lobe droit suivie d'une légère réaction douloureuse et fébrile.

15 juin. Cinquième injection.

Du 15 juin au 13 juillet. Sixième et septième injections, moins douloureuses. On constate des noyaux d'induration dans l'intérieur du goître.

13 juillet. Huitième injection suivie de réaction fébrile pendant deux jours.

17 août. Neuvième injection.

Le 30. Dixième injection.

11 septembre. Onzième injection suivie·de douleurs assez vives.

A la date du 23 novembre, les mensurations donnent : 29 centim. en haut, 31 au milieu et 33 en bas. C'est à peine si on soupçonnerait chez la malade l'existence d'un goître antérieur, tant les lobes hypertrophiés du corps thyroïde se sont affaissés.

Réflexions. — Cas bien net de goître datant de quatre ans, ayant pris naissance à l'occasion d'une fausse couche, subissant un accroissement évident à chaque époque menstruelle, et disparaissant avec *onze* injections iodées suivies chaque fois d'une réaction locale assez vive et quelquefois d'une réaction générale marquée (fièvre iodique).

Observation XV

Goître charnu *récent*. — Quinze injections iodées. — Guérison.

Léon Rodr..., âgé de 18 ans, israélite, né à Paris, nous est amené le 25 mars 1885, par son frère, dont l'observation est plus loin, avec un goître tout récent. Léon R.., s'en est aperçu en se trouvant un jour, comme son frère, dans la nécessité de faire élargir ses cols.

Nous le trouvons en effet avec un goître exactement calqué sur celui de son frère, charnu mais mou et diffus, plus prononcé au lobe droit du corps thyroïde, amenant aussi un peu de gêne quand le malade veut marcher vite et faire des efforts.

La mensuration donne : en bas 37 cent., au milieu 36 cent., en haut 34 1/2.

Du 25 mars 1885 au mois d'avril 1886, quinze injections sont pratiquées avec une seringue pleine de teinture d'iode, le plus souvent à droite, quelquefois à gauche, et nous arrivons aux mesures suivantes prises en avril 1886 : en bas 35 cent., au milieu 34, en haut 33 centimètres.

Du reste Léon Rodr... n'a plus de goître apparent ; et il peut comme son frère reprendre ses cols d'autrefois.

OBSERVATION XVI

Goître charnu *récent.*— Vingt injections de teinture d'iode. — Guérison.

Charles Rodr..., âgé de 20 ans, étudiant en médecine, nous est adressé à l'hôpital Lariboisière le 22 octobre 1884, par notre ami le Dr Schweich, pour un goître volumineux et diffus.

Né à Paris de parents israélites et bien portants, sans goître connu dans sa famille, Ch. Rodr.., de belle apparence, s'est aperçu que son cou grossissait, il y a quelques mois seulement, en se voyant dans la nécessité à plusieurs reprises de faire élargir ses cols qui se trouvaient au bout d'un certain temps trop étroits. En même temps il devenait essoufflé au moindre effort, et quelquefois même gêné pendant la nuit pour son sommeil, mais sans dysphagie et sans douleurs du cou.

L'hypertrophie du corps thyroïde est à peu près symétrique ; le goître se dessine en masse d'une façon un peu diffuse à l'œil comme à la main ; il est charnu mais mou. C'est en vain, paraît il, que le malade a été soumis pendant plusieurs semaines au traitement ioduré, intus et extra ; le goître pendant ce temps n'a pas cessé de s'accroître mais lentement.

Ce développement devenant inquiétant, le malade veut se soumettre aux injections interstitielles iodées.

La mensuration du cou est de 39 cent. 1/2 en haut, 41 cent. au milieu, 43 cent. en bas.

Il est injecté pour commencer les deux tiers d'une seringue de Pravaz de teinture d'iode pure. Quelques irradiations douloureuses dans le cou succèdent à cette injection.

29 octobre. Injection d'une seringue entière.

5 novembre. Nouvelle injection suivie de douleurs.

Le 12. Injection suivie de picotements des yeux et d'enchifrènement.

Le 19. Nouvelle injection suivie de goût d'iode dans la bouche.

3 décembre. Injection suivie d'irradiations douloureuses dans le plexus cervical.

Le 10. Injection. — Le 17. Injection.

En janvier, février, mars, avril, mai, juin et juillet de l'année 1885, il est encore fait un douzaine d'injections de loin en loin, la plupart dans le lobe droit, une seule à gauche, de telle sorte qu'en 1886, nous revoyons le malade entièrement guéri après avoir reçu vingt injections de teinture d'iode. Il a retrouvé sa respiration absolument libre, son sommeil ininterrompu, et la possibilité de reprendre ses cols d'autrefois, avec la conservation d'un état général excellent.

Réflexions. — Cette observation est à coup sûr une des plus intéressantes et des plus instructives que nous possédions. On y voit un goître volumineux ne datant que de quelques mois, sans attache héréditaire, à moins qu'on ne considère comme telle, et on le peut, l'existence d'un goître semblable chez son frère (Obs. XV), qu'un traite-

ment rationnel par les préparations iodurées *intus et
extra* n'a point guéri, et qui a cédé complètement à une
vingtaine d'injections iodées ; car à la date du mois
d'avril 1886, le jeune malade conserve simplement un
cou large et fort en rapport avec sa vigoureuse constitution.

On trouvera à la fin de ce mémoire, un tableau ayant
trait à cette observation, et faisant ressortir des particularités curieuses dans la marche des résultats obtenus.
Vingt injections pratiquées en un an et demi ont donné
la diminution fabuleuse du cou au niveau du goître de
quatre centimètres et demi en bas, de cinq au milieu, et
de trois et demi en haut. Mais en divisant la courbe de
diminution en deux sections, une première portant sur
les deux premiers mois du traitement, une seconde sur
les seize mois suivants, la première comprenant huit injections faites pour la plupart à une semaine d'intervalle,
la seconde comprenant douze injections faites à des inter-
valles variables, on verra combien a été rapide et frap-
pante la diminution du goître pendant les deux premiers
mois, combien au contraire a été lente et insensible celle
qui se rattache aux seize mois suivants.

La première a donné en deux mois avec huit injections
une diminution de quatre centimètres en bas, trois au
milieu, et trois et demi en haut; la seconde en seize mois
avec douze injections n'a fourni comme diminution qu'un
demi-centimètre en bas, un centimètre au milieu, et rien
en haut.

D'où il suit que la diminution du goître charnu sous l'influence des injections iodées serait surtout rapide et sensible dans les premiers mois, et qu'alors, bien que les injections soient toujours parfaitement inoffensives, il peut être inutile de s'acharner à en faire un grand nombre dans la suite pour obtenir une diminution insignifiante.

OBSERVATION XVII

Goître charnu *récent* du lobe droit. — Hérédité. — Vingt-deux injections. — Guérison.

Marie-Jeanne Ol..., âgée de 32 ans, se présente le 5 novembre 1884 à l'hôpital Lariboisière, avec un goître développé principalement à droite du cou depuis quelques mois seulement.

Originaire du Pas-de-Calais, elle est à Paris depuis 4 ans comme cuisinière. Sa mère et sa sœur seraient atteintes d'un goître semblable; d'ailleurs il se rencontre fréquemment des goîtres dans son pays.

Avant de venir à l'hôpital elle a suivi, mais en vain, un traitement ioduré intus et extra.

Le corps thyroïde présente à droite une tumeur bilobée, qui constitue le goître. Cette tumeur est élastique et charnue; elle accompagne le larynx dans les mouvements de déglutition. La mensuration donne : en haut 32 c., au milieu 32 c., en bas 34 c. Une première injection est faite; elle n'est pas suivie de réaction locale.

12 novembre. Deuxième injection.

Le 19. Troisième ; on sent que la canule pénètre dans un tissu plus dur. Faible réaction locale à la suite.

3 décembre. Quatrième injection suivie de douleurs névralgiques dans le cou.

Le 10. Cinquième injection. La mensuration donne : en haut 31 c., au milieu 31 1/2, en bas 33 c.

Le 24. Diminution nouvelle facile à constater. En haut 30 c. 1/2, au milieu 31, en bas 32 1/2. Ponction dans un petit kyste à contenu roussâtre qu'on laisse s'écouler, puis injection.

Dans le courant de l'année 1885, de loin en loin, sont pratiquées encore quelques injections, ce qui porte le chiffre à vingt-deux.

A la date du 2 juin 1886 la malade va très bien. Elle a engraissé, grâce à l'huile de morue qu'elle a prise durant l'hiver, alors que son cou diminuait visiblement. Il ne reste plus, sous le sterno-mastoïdien droit, qu'un noyau mobile gros comme une noisette et qui semble indépendant des mouvements du larynx, par conséquent qui doit être un ganglion. Les mensurations donnent les mêmes résultats que la dernière fois.

L'aspect de la malade est absolument florissant; son cou ne diffère pas maintenant de celui de beaucoup de femmes.

Réflexions. — Voilà un goître récent, nettement héréditaire, qu'un traitement classique par les iodures intus et extra n'a point guéri, et qui a cédé à vingt-deux injections de teinture d'iode.

Observation XVIII

Goître charnu *ancien*. — Hérédité. — Trois injections. — Diminution notable.

Pierre D..., âgé de 18 ans, maçon, né dans la Haute-Vienne, vient nous trouver à l'hôpital Lariboisière, le 22 juillet 1885, avec un goître volumineux qui remonte, dit-il, à l'âge de onze ans, quatre ans avant son arrivée à Paris. Une de ses tantes avait aussi un goître.

La tumeur s'est développée insensiblement, et ce sont ses camarades qui la lui ont fait remarquer.

Depuis quelque temps seulement il en éprouve quelque gêne pour la déglutition et la respiration; la gêne respiratoire s'accentue surtout pendant le sommeil et quand le malade fait quelque effort.

La mensuration du cou au niveau du goître, qui porte sur les trois lobes, mais qui prédomine à droite, donne : 39 cent. 1/2 en bas et au milieu, 34 cent. en haut.

On pratique une première injection de teinture d'iode dans le lobe droit. Il en résulte une très légère réaction.

29 juillet. La circonférence du cou est de : 39 centimètres en bas, 38 cent. 1/2 au milieu, et 34 cent. en haut.

On fait une deuxième injection.

5 août. La circonférence n'est plus au milieu que de 37 cent. 1/2. — Troisième injection.

Le malade a une plus grande facilité dans la déglutition et la respiration.

Il ne revient plus et est perdu de vue.

Trois injections ont donné en somme une diminution d'un demi-centimètre en haut, et de deux centimètres au milieu.

Observation XIX

Goître charnu *récent*. — Trois injections. — Grande diminution. — Résultat définitif inconnu.

Chour..., âgée de 20 ans, vient nous trouver à l'hôpital Lariboisière, le 29 novembre 1882, avec un goître qui remonte à huit mois seulement, et qui est développé sur la ligne médiane.

Première injection suivie de douleurs dans les oreilles et la mâchoire pendant deux jours.

6 décembre. Deuxième injection.

Le 20. Troisième injection; la tumeur goîtreuse a considérablement diminué.

La malade n'est point revenue.

Observation XX

Goître charnu *ancien*. — Hérédité. — Quatre injections iodées. — Diminution considérable.

Mélanie Roy..., âgée de 43 ans, cuisinière, entre à l'hôpital Temporaire, service de M. Duguet, le 8 novembre 1876, pour un rétrécissement mitral.

Elle, est de plus atteinte d'un goître qui offre un volume considérable.

Née à Beaune (Côte-d'Or) elle a toujours été bien réglée depuis l'âge de 12 ans. Son goître a commencé à paraître vers l'âge de 18 ans, et depuis lors il n'a pas cessé de croître mais lentement. Une de ses tantes avait un goître énorme, descendant jusqu'à l'épigastre.

Mélanie n'a jamais eu d'enfants ; ses règles ont cessé depuis l'âge de 30 ans.

L'hypertrophie porte sur les deux lobes latéraux du corps thyroïde, d'où présence de deux tumeurs isolées, dures, bosselées ; mais le lobe droit est plus volumineux que le gauche.

La malade a des palpitations depuis le mois d'août dernier seulement. Quant au goître, il ne paraît comprimer ni la trachée, ni l'œsophage, ni les vaisseaux du cou. La mensuration donne : 36 centim. à la partie moyenne, et 39 en bas.

15 novembre. Injection dans le haut du lobe gauche de

20 gouttes de teinture d'iode. La malade a souffert dans le cou pendant toute la journée et la nuit suivante, avec une soif assez vive, mais sans saveur iodée.

Le 18. Deuxième et troisième injections iodées, l'une en haut, l'autre en bas du lobe gauche; injections bientôt suivies de douleurs gagnant l'oreille gauche, et d'une toux assez fatigante; mais au bout de vingt minutes ces accidents disparaissent.

13 décembre. Quatrième injection dans le lobe droit, injection suivie de douleurs qui ont duré toute la nuit, ayant pour siège le cou, l'oreille et la mâchoire.

Au moment où M. Duguet quitte le service (25 décembre) par suite du roulement établi, la mensuration donne : 34 centimètres en haut, 38 centimètres en bas. Le lobe gauche surtout est remarquablement diminué et devenu très dur.

Nul doute, après une diminution aussi rapide, que le goître eût à peu près disparu si les injections n'avaient pas été forcément suspendues.

OBSERVATION XXI

Goître charnu *récent* chez une syphilitique.— Hérédité.— Quatre injections interstitielles. — Grande amélioration. — Résultat définitif inconnu.

Louise C..., âgée de 35 ans, couturière, se présente au début du mois de novembre 1884 à l'hôpital Lariboisière pour une double affection.

1º Un goître survenu à la suite d'une couche, il y a sept mois, contre lequel tous les traitements mis en œuvre ont échoué. Il est principalement développé en bas et sur la ligne médiane.

2º Une syphilis secondaire, caractérisée par une éruption pustulo-crustacée, confluente, qui occupe surtout la nuque et les épaules.

La malade est née à Paris, mais sa mère est picarde et goîtreuse.

Tout en instituant un traitement spécifique contre les accidents syphilitiques, nous injectons dans la tumeur une seringue pleine de teinture d'iode.

19 novembre. Deuxième injection.

3 décembre. Troisième injection.

Le 11. Quatrième injection, à la suite de laquelle le goître étant singulièrement réduit, la malade cesse de se soumettre à notre observation.

OBSERVATION XXII

Goître charnu *ancien*. — Cinq injections. — Diminution considérable.

Eugène Pep... âgé de 17 ans, relieur, entre le 17 septembre 1874 à l'hôpital Lariboisière, dans le service de M. Jaccoud, suppléé par M. Duguet.

Depuis plusieurs années il est atteint d'un goître volumineux formant une tumeur dure, ligneuse, divisée en trois lobes, un médian et deux latéraux symétriques. Ce goître indolore à la pression ne provoque pas d'accidents de compression sur les vaisseaux du cou, la trachée et l'œsophage; mais il est pour le malade fort disgracieux. La main y perçoit un frémissement cataire bien marqué.

On ne relève dans les antécédents du malade que des manifestations légères de scrofule dans l'enfance.

La circonférence du cou donne 44 cent. au milieu.

20 septembre. Deux injections de teinture d'iode sont faites dans la même séance, l'une dans le lobe médian, l'autre dans le lobe droit (deux seringues de Pravaz).

Le 21. Point de changement appréciable et pas de réaction notable.

Le 22. La circonférence du cou n'est que de 43 cent. Nouvelle injection de 20 gouttes de teinture d'iode dans le lobe gauche.

Le 23. La circonférence est ramenée à 44 cent. Pas de douleurs, pas de troubles digestifs ni autres.

Le 24. La circonférence du cou redescend à 43 cent. 1/2.

Le 25. Elle tombe à 43 cent.

Du 26 septembre au 1er octobre. La mensuration donne 42 cent. 1/2.

Le 7 octobre. Deux nouvelles injections sont faites dans les lobes gauche et droit.

Le 8. Quelques douleurs se sont montrées au niveau du goître, avec céphalalgie, engourdissement dans la mâchoire et les oreilles. Le cou est ramené à 44 cent.

Le 9. Persistance de la céphalalgie, douleurs dans l'oreille gauche surtout, sommeil troublé ; la mensuration donne 43 c.

Le 10. Diminution des accidents ci-dessus; le cou ne mesure plus que 42 cent.

Le 11. La circonférence du cou tombe à 41 cent.

Du 13 au 16. Le cou ne mesure plus que 40 cent.

Il n'est plus fait d'injections. M. Duguet quitte le service au retour de M. Jaccoud ; le malade très satisfait de la diminution obtenue quitte l'hôpital à la fin du mois. Il n'a pas été revu.

Réflexions. — En résumé cinq injections de teinture d'iode ont amené en un mois une réduction de quatre centimètres, ce qui autorise à penser qu'on aurait sans doute obtenu mieux encore s'il avait été possible de suivre le malade et de pratiquer encore quelques in ections.

OBSERVATION XXIII

Goître charnu *ancien.* — Quatorze injections. — Diminution très notable.

Madame Vve Lég..., âgée de 58 ans, ouvrière en robes, se présente le 19 avril 1881 à l'hôpital St-Antoine pour un goître qu'elle voudrait voir disparaître.

Née dans l'Yonne, elle habite Paris depuis douze ans ; elle affirme ne connaître aucun goître dans sa famille ni dans son pays. Depuis sept ans elle n'est plus réglée.

Le début du goître remonterait à 10 ans. Très petite d'abord, la tumeur s'est accrue lentement ; depuis deux ans et surtout depuis trois ou quatre mois, elle a pris un développement rapide.

Actuellement le goître offre le volume d'une tête de fœtus ; la tumeur est arrondie dans sa partie moyenne correspondant au lobe moyen du corps thyroïde ; les lobes latéraux, le droit surtout, ont commencé dernièrement à s'accroître ; ils forment à droite et à gauche comme deux prolongements de la tumeur principale.

La consistance du goître est nettement charnue, sans aucun noyau d'induration. Pas de souffle vasculaire. Malgré son volume il n'est ni gênant ni douloureux.

Un traitement médical a été institué pendant quelque temps ; il consistait à prendre 10 à 12 gouttes de teinture d'iode par jour ; mais il n'a eu pour résultat que l'atrophie des seins et l'amaigrissement général ; le goître n'a été modifié en aucune façon.

La circonférence du cou est de 33 cent. en haut, 41 au milieu, et 40 en bas.

Quatorze injections de teinture d'iode sont successivement pratiquées dans différents points de ce goître ; tantôt au milieu, tantôt à droite, tantôt à gauche, les 19 avril, 17, 24, 31 mai, — 7, 14, 21 et 28 juin, — 5, 12, 19, 26 juillet, — 27 août et 3 septembre.

Lors de la dernière injection la mensuration donnait : 32 cent. en haut, 39 1/2 au milieu, 38 en bas ; accusant ainsi une diminution notable du goître qui, du reste, avait perdu près de 2 cent. en hauteur.

Observation XXIV

Goître *ancien* fibreux. — Vingt-six injections de teinture d'iode. — Diminution notable avec calcification.

Louise Koh..., âgée de 49 ans, est née à Thoun, canton de Berne, de parents qui n'ont jamais été atteints de goître. On n'en signale aucun dans sa famille. Elle est à Paris depuis 25 ans.

Elle s'est aperçue, il y a dix ans, que son cou grossissait; mais c'est surtout depuis six ans, époque de la ménopause, que le goître s'est nettement manifesté chez elle.

A la date du 25 octobre 1885, elle porte un goître volumineux développé surtout aux dépens du lobe droit du corps thyroïde, et s'étendant pour ainsi dire de la mâchoire inférieure à l'articulation sterno-claviculaire. La peau qui recouvre ce goître présente quelques veines un peu développées à la surface.. Cette tumeur entrave fréquemment la respiration et cause à la malade des crises d'étouffement; mais elle n'éveille aucune douleur, ne gêne ni la voix ni la déglutition. Elle a résisté pendant six mois à l'emploi d'une pommade fondante et au sirop de Bertrand (de Lyon). L'état général est d'ailleurs excellent.

La circonférence du cou est de 45 centim. dans toute sa hauteur.

L'aiguille introduite dans le lobe droit pénètre dans un tissu fibreux, dur et serré ; on pratique une première injection qui est suivie d'une faible douleur.

5 novembre. Injections dans les deux lobes.

Le 11. Mêmes injections dans les deux lobes, sans réaction.

Le 18. Déjà la circonférence du cou n'est plus que de 44 cent. en bas et 42 en haut, il y a encore 45 centim. au milieu. On fait encore deux injections.

Le 25. Neuvième injection à droite ; il semble cette fois que l'aiguille pénètre dans un bloc crétacé.

9 décembre. Dixième injection.

Le 16. Onzième injection.

Le 23. Douzième injection ; la circonférence du cou n'est plus en haut que de 41 centim.

Le 30. Treizième injection.

6 janvier 1886. Quatorzième, suivie de picotements dans les yeux et de quintes de toux.

Les 13, 20 janvier, 3 et 10 février. On fait encore une injection. A la dix-huitième, on constate que le tissu du goître devient tellement dur qu'il est impossible de pénétrer en plusieurs points. A la suite de cette injection la malade a toussé de 11 heures du matin à 4 heures du soir.

17 février. Injection nouvelle ; en retirant l'aiguille elle se casse ; impossible de l'extraire.

1er mars. On pratique la vingtième injection ; la circonférence du cou est de 44 cent. au milieu et 40 en haut. La respiration est plus libre qu'au début.

Les 16, 24 et 30 mars. Injections nouvelles pendant lesquelles on constate que l'aiguille est forcée de traverser difficilement une sorte de zone crétacée pour arriver dans un tissu moins dur, capable de recevoir l'injection.

11 mai. L'aiguille enfoncée au milieu du goître donne du sang, ainsi qu'à gauche ; on fait l'injection dans le lobe droit. Douleurs d'oreille et dans la mâchoire.

Le 19. Vingt-cinquième injection à droite.

Du 19 mai au 4 août. La malade n'a pas été revue ; à cette dernière époque elle peut marcher à volonté, courir librement, monter de même. Depuis longtemps elle n'a éprouvé un pareil bien-être. Elle se porte d'ailleurs à merveille.

La circonférence du cou est de 44 cent. en bas et au milieu, 40 cent. en haut.

Dans la crainte de retours offensifs du goître la malade réclame de nouvelles injections.

4 août. On fait la vingt-sixième ; l'aiguille traverse une couche dure et crétacée.

L'injection provoque de vives douleurs dans la mâchoire et les dents du côté droit, mais ces irradiations douloureuses se calment en quelques minutes.

Réflexions. — En résumé, si la diminution du goître n'est pas à la vue très appréciable, on doit considérer comme deux grands bienfaits, son arrêt de développement par sa transformation en tissu fibro-calcaire, et sa diminution de volume qui a rendu à la trachée et au larynx une liberté absolue, liberté qui a toutes chances de durer avec la transformation spéciale que ce goître a subie.

Observation XXV

Goître fibro-vasculaire volumineux et *ancien*. — Hérédité. — Cinquante-
deux injections de teinture d'iode.— Diminution considérable. — Retour
des accidents avec aggravation. — Goître devenu anévrysmatique. —
Mort.

Clémentine L..., âgée de 33 ans, modiste, se présente le
16 mai 1881 à l'hôpital St-Antoine, dans le service de M. Duguet.

Née à Paris, de parents Lorrains, elle raconte que sa mère
eut, à l'âge de 30 ans, un goître qui disparut spontanément peu
de temps après sa venue à Paris. Elle-même a toujours été bien
portante.

Réglée à 15 ans, elle eut peu de temps après une première
manifestation goîtreuse ; devenue enceinte à l'âge de 16 ans,
elle vit le goître disparaître peu à peu complètement, cinq ou
six mois après le début de sa grossesse. Elle eut depuis deux
autres enfants ; le dernier a huit ans. Dans l'intervalle trois
fausses couches; la dernière date de cinq ans.

Il y a 4 ans que le goître a reparu pour prendre peu à peu
des proportions considérables, sans que jamais la malade ait
remarqué la moindre influence des règles sur lui. Elle a suivi
pendant assez longtemps en ville un traitement par l'iodure de
potassium à l'intérieur, sans résultat; de telle sorte qu'il résulte de la présence de ce goître, de la dyspnée, une suffocation
facile au moindre effort, pour marcher ou pour monter.

Les lobes médian et gauche sont atteints, surtout ce dernier ; en haut et à gauche la tumeur paraît dégénérée et calcifiée, elle semble charnue dans les autres points. Quelques veines turgides et variqueuses rampent à sa surface.

Le goître, très développé, s'étend en bas jusqu'à la fourchette sternale. La circonférence du cou est de 41 centimètres au niveau du point le plus augmenté de volume.

Les deux tiers d'une seringue de Pravaz sont injectés dans la tumeur. Il en résulte des douleurs vives dans le cou, les dents et la mâchoire du côté gauche ; il y a même une certaine difficulté dans la rotation de la tête ; ces accidents disparaissent au bout de deux ou trois jours.

Le 4 juin, injection d'une seringue entière, suivie des mêmes douleurs dans la mâchoire et les dents.

Injections nouvelles les 14 et 21 juin, 5, 12, 19, 26 juillet, 20 et 27 août, 11 et 18 octobre, 9, 16 et 23 novembre, 7 décembre. A chaque injection survient une douleur dans l'articulation temporo-maxillaire ; il y a un peu de contracture douloureuse des mâchoires ; il survient de suite un goût iodé dans la bouche ; la figure de la malade se congestionne ; Clémentine semble parfois sur le point de tomber en lypothymie ; mais elle se remonte facilement chaque fois à l'aide d'un demi-verre d'eau rougie.

A la date du 22 novembre 1882, elle est à sa quarantième injection de teinture d'iode. Il est arrivé plusieurs fois que l'aiguille enfoncée seule a laissé couler du sang ; après un ou deux essais on est toujours tombé sur un point favorable pour faire sans danger l'injection.

Vers le milieu de l'année 1883, la malade après cinquante injections se trouve dans un état satisfaisant, ayant encore son goître mais diminué de 3 centimètres; n'ayant plus la même dyspnée ni la même facilité aux suffocations.

Pendant un an et demi environ, nous la perdons de vue.

Le 4 mars 1885 elle vient nous retrouver à l'hôpital Lariboisière. Depuis trois semaines son goître a repris son volume primitif et provoque des étouffements ; il y a impossibilité de monter, cornage prononcé la nuit, cauchemars nocturnes, accès de toux et dysphagie, douleurs dans le lobe gauche, dans le bras et l'épaule du même côté. La tumeur présente une grande dureté, les méandres veineux ont pris un très grand développement. Point de battements ni de souffle dans la tumeur.

Le 4 et le 18 mars on pratique deux nouvelles injections ; l'aiguille se heurte soit à des veines soit à des nodosités calcaires ; cependant deux seringues pleines de teinture d'iode finissent par être injectées.

Le résultat est nul, la malade souffre et suffoque de plus en plus, ce que voyant nous estimons en avoir fini chez elle avec les injections iodées. La chirurgie seule offre encore peut-être quelque chance à la malade dont l'état général a singulièrement baissé.

Elle est adressée à M. le Dr Tillaux dans le service duquel elle entre, à l'Hôtel-Dieu, le 21 janvier 1885. A cette époque le cou mesurait 43 cent. de circonférence. Elle y succombe le 8 mai suivant sans que rien ait pu être tenté pour enrayer la marche fatale de son affection.

M. Guillet, interne du service de M. Tillaux, qui a bien voulu nous communiquer la fin de cette observation et qui a présenté les pièces à la Société anatomique, nous a appris que la tumeur était constituée à gauche par une poche unique à paroi très épaisse en avant et mince en arrière, formée de tissu fibreux avec des points de calcification ; cette poche contenait une grande quantité de fibrine coagulée. C'était donc une poche anévrysmale développée aux dépens du lobe gauche du corps thyroïde.

Dans le lobe droit se voyait une autre tumeur plus petite, un kyste à paroi crétacée, contenant un peu de liquide noirâtre analogue à celui de la poche principale.

D'ailleurs il n'existait aucun engorgement ganglionnaire et aucune lésion spéciale des principaux viscères.

La compression progressive de la trachée, des nerfs importants du cou, des vaisseaux, de l'œsophage, enrayée pendant un an et demi, grâce aux injections interstitielles iodées, avait seule, en s'exerçant de nouveau et plus fortement, déterminé les accidents des derniers mois et la mort.

OBSERVATION XXVI

Goître charnu *récent*. — Une injection. — Résultat inconnu.

X..., jeune fille blonde, domestique, se présente le 5 avril 1877 à la consultation de M. Duguet à la Charité, avec un goître médian, gros comme une forte noix, saillant et suivant les mouvements du larynx.

Une injection de dix-huit gouttes de teinture d'iode est faite au centre de la tumeur. Il s'ensuit immédiatement une douleur vive dans la mâchoire, l'oreille à droite et à la nuque.

La malade ne s'est pas représentée. Il est possible que cette injection ait suffi pour amener la guérison.

OBSERVATION XXVII

Goître *ancien* charnu et vasculaire. — Une injection. — Résultat inconnu.

Une malade de nos salles (hôpital St-Antoine, 1881) offre un goître ancien, charnu mais vasculaire, donnant au cou une circonférence qui a 41 cent. en bas, 40 1/2 au milieu et 37 1/2 en haut.

Une injection d'une seringue pleine de teinture d'iode est pratiquée; elle n'est pas suivie de douleurs.

La malade quitte la salle au bout de quelques jours et ne revient pas.

OBSERVATION XXVIII

Goître charnu *ancien*. — Neuf injections iodées. — Etat stationnaire. —
Extirpation partielle du corps thyroïde. — Guérison.

Un jeune homme de 23 ans, originaire de la Haute-Saône, entre en décembre 1880 à l'hôpital St-Antoine, service de M. Duguet, avec un goître qui a débuté à l'âge de dix ans.

Ce goître qui a le volume d'une grosse orange, s'étend un peu plus à droite qu'à gauche, du cartilage thyroïde au sternum, formant une saillie bien limitée, dure, résistante, sans battements ni souffle, accompagnant le larynx et la trachée dans leurs mouvements.

M. Duguet après avoir injecté à neuf reprises différentes, à 8 ou 15 jours d'intervalle, une seringue pleine de teinture d'iode, ne constate aucune modification, aucun retrait de la tumeur. Peut-être a-t-elle augmenté de dureté par places, mais elle continue à gêner la respiration du malade, surtout dans les efforts. Dans ces conditions, M. Duguet abandonne les injections interstitielles, et fait passer le malade dans le service de M. Périer.

Le 27 mai 1881, M. Périer procède à l'ablation du goître, en employant la méthode antiseptique dans toute sa rigueur. L'opération se passe à merveille quoique laborieuse, M. Périer étant assisté des docteurs Tillaux, Championnière et Berger. En quelques jours la plaie était guérie par première intention.

« La tumeur, dit M. Périer (1), pesait 130 grammes ; elle
« avait la forme et le volume d'un sein ordinaire, et aussi la
« consistance, sauf quelques noyaux calcifiés, disséminés,
« répondant peut-être aux points où avaient été faites les
« injections interstitielles. La tumeur semble développée aux
« dépens de l'isthme et du lobe droit; le lobe gauche est resté
« en place; il avait, au moment de l'opération, des dimensions
« et une consistance normales. »

Nous avons, M. Périer et moi, recherché les traces de ce

____

(1) *Bulletins et mémoires de la Société de chirurgie de Paris*, t. VII, 1881, p. 564-565.

malade après cinq ans, mais en vain. Il eut été intéressant de savoir si la guérison s'est maintenue, et si la santé générale est restée bonne, chose probable, mais non absolument certaine.

OBSERVATION XXIX

Goître kystique *récent*. — Ponction avec aspiration. — Une injection. — Guérison.

Sophie Frat..., âgée de 30 ans, se présente le 26 juillet 1883 à l'hôpital Lariboisière avec un goître très prononcé surtout à gauche. Divers traitements ont été essayés en vain. La tumeur se détache bien au devant du cou.

L'aiguille de Pravaz introduite au centre laisse écouler un liquide roussâtre. On fait de suite l'aspiration de ce liquide avec la seringue, et la poche une fois vidée, l'aiguille restant en place, on retire la seringue pour la remplir de teinture d'iode. L'injection est alors faite dans la poche vide et elle n'est suivie d'aucune douleur locale ou irradiée.

Le liquide examiné au microscope contenait des globules sanguins et des cristaux d'hématoïdine.

La malade revue plusieurs fois depuis n'a plus traces de goître ; elle est complètement guérie.

Observation XXX

Goître kystique *récent*. — Hérédité. — Ponction avec aspiration. —
Une injection. — Guérison.

Maria Bret..., âgée de 31 ans, se présente le 5 mai 1886 à
l'hôpital Lariboisière avec une tumeur goîtreuse dont elle voudrait se débarrasser.

Lorraine, elle habite Paris depuis 4 ans; elle aurait deux
cousines germaines atteintes de goître. Vers l'âge de 6 ou
7 ans ses parents auraient trouvé son cou volumineux; elle
aurait alors subi un traitement interne et la tumeur du cou
aurait disparu.

Maria était devenue très grosse quand, il y a un an, elle se
mit à maigrir beaucoup et rapidement. C'est alors qu'elle vit
apparaître la tumeur actuelle, grosse comme une forte noix,
occupant la partie médiane du cou, suivant les mouvements du
larynx, élastique, ferme, isolée nettement des tissus environ-
nants plus que ne le sont les goîtres charnus ordinaires.

La circonférence du cou est, en haut 29,5 cent., au milieu 31,5,
en bas 32,8.

L'aiguille creuse plantée dans la tumeur laisse écouler un
liquide roussâtre qui est de suite aspiré; puis on injecte dans
la cavité une seringue entière de teinture d'iode.

Cette injection impressionne vivement la malade qui est
prise de lipothymie avec douleurs vives dans l'oreille et la

mâchoire du côté droit. Pendant trois jours le cou est resté gros
et endolori, la malade a perdu l'appétit et s'est trouvée fati-
guée.

Le 19 mai, tout va bien, les mensurations donnent 29 centimètres en haut, 31 au milieu, 32 en bas.

Le 2 juin, le cou offre une légère saillie médiane en bas.
C'est surtout à la palpation que l'on retrouve le kyste dont les
parois se ratatinent et ne forment qu'un noyau indolent gros
comme une petite noix collée au devant du larynx. La circonférence du cou est de 28 1/2 en haut, 30 1/2 au milieu, 32 en
bas.

Le 1er juillet on constate une nouvelle diminution : il y a
28 centimètres en haut, 30 au milieu, et 31 en bas.

Il est impossible à première vue de savoir si la malade a
présenté un goître ; on ne le sait qu'en cherchant avec le doigt
le noyau induré en dehors et un peu à droite de la fourchette
sternale.

Observation XXXI

Goitre kystique *récent*. — Trois injections. — Guérison.

Rosa Pal...., âgée de 40 ans, vient à l'hôpital St Antoine
le 10 août 1880, avec un goître qui la gêne surtout depuis une
dizaine de jours.

Lorraine, elle a habité Nancy ; elle est à Paris depuis 22 ans.
Point d'antécédents goîtreux. Elle a eu cinq enfants.

Il y a un an seulement qu'a commencé à se montrer une petite tumeur grosse comme une noisette sur le devant du cou. Cette grosseur est restée stationnaire pendant six mois, amenant simplement un peu de gêne dans la déglutition, surtout au moment des règles.

Depuis le mois de janvier dernier, époque de la ménopause, la tumeur a singulièrement augmenté de volume, et occasionne des douleurs dans la tête, l'oreille, la mâchoire et le bras droit. Ces douleurs ont pris jour et nuit un caractère lancinant, et gênent la déglutition et le sommeil.

Une première injection de teinture d'iode est faite et suivie pendant deux jours de pesanteur dans la tête. Seconde injection le 24 août.

Le 31 août l'aiguille pénètre dans une cavité de laquelle on retire par aspiration 3 grammes d'un liquide roussâtre qui contient des globules rouges et des cristaux colorés. Après l'aspiration on injecte une seringue de Pravaz pleine de teinture d'iode.

Le 8 septembre on constate que toute trace de goître a disparu.

La malade ayant été revue plus tard à plusieurs reprises, on a pu s'assurer de la guérison parfaite.

Réflexions. — Luton pense qu'il est inutile d'aspirer le liquide contenu dans les goîtres kystiques, avant d'y pratiquer une injection. Cette observation semble prouver le contraire ; ce n'est qu'après la troisième injection iodée, la dernière seule ayant été précédée de l'aspiration du liquide contenu dans le kyste, que la guérison a été obtenue. Du reste, dans les deux observations précédentes et dans la suivante, une seule injection a suffi, mais elle avait été préalablement précédée d'une ponction avec aspiration du liquide kystique.

OBSERVATION XXXII

Kyste hydatique probable de la région antéro-latérale droite du cou (avec
parésie de la corde vocale droite), simulant un goître charnu récent
développé aux dépens du lobe droit du corps thyroïde. — Ponction. —
Evacuation. — Une injection iodée. — Guérison.

Blanche Crein..., âgée de 23 ans, chanteuse de cafés-concerts, se présente à l'hôpital Lariboisière dans le service de M. Duguet le 10 juin 1884, avec un goître dont elle demande la guérison.

Les antécédents n'apprennent rien ; elle et ses parents ont toujours joui d'une excellente santé. Actuellement elle a tous les signes d'une chlorose des mieux accentuée.

Blanche affirme qu'elle a toujours eu le cou assez développé ; mais il y a cinq mois, elle a remarqué une saillie insolite à la région antérieure, se portant un peu à droite, saillie indolente et de consistance ferme. Elle serait survenue, au dire de la malade, en une nuit, ce qui est plus que douteux.

Toujours est-il que depuis lors elle éprouve sans cesse une sensation de corps étranger dans la gorge et une gêne constante dans la déglutition. Depuis six semaines est apparu un enrouement qui est devenu chaque jour plus marqué.

Tels sont les motifs pour lesquels elle s'est décidée à aller consulter le Dr Coupard.

A l'examen laryngoscopique, le Dr Coupard trouve l'intégrité parfaite de la muqueuse laryngée, mais une parésie très prononcée de la corde vocale droite qui entraîne la dysphonie dont se plaint surtout la malade. Sans aucun doute, cette parésie de la corde vocale, la gêne dans la déglutition, et la sensation constante de corps étranger dans la gorge, tiennent à la présence de la tumeur du cou, du goître que la malade porte depuis cinq mois. M. Coupard, en raison de ce fait, l'adresse à M. Duguet.

La tumeur assez volumineuse pour occuper le creux de la main, paraît siéger dans le lobe droit du corps thyroïde. En tout cas elle accompagne servilement le larynx, auquel elle paraît reliée, dans tous les mouvements. Elle est de consistance ferme, élastique mais non fluctuante, indolente à la pression et spontanément ; la peau qui la recouvre est libre, sans changement de couleur, sans veines dilatées. La rénitence de cette tumeur fait penser à un goître charnu développé aux dépens du lobe droit du corps thyroïde.

Notons que depuis cinq mois la malade est soumise à un traitement comprenant :

1º Un vésicatoire volant sur la tumeur; 2º l'administration à l'intérieur et chaque jour de 6 gouttes de teinture d'iode ; 3º après le vésicatoire volant des badigeonnages de teinture d'iode sur le goître.

Ce traitement n'a abouti qu'à « faire fondre les seins »; alors la malade préfère en venir aux injections iodées.

Le 10 juin. M. Duguet plonge dans la tumeur l'aiguille seule de Pravaz ; il s'écoule un liquide clair, limpide comme de l'eau de roche. On retire de suite plusieurs seringues de ce liquide (environ 30 grammes).

Cette opération a pour résultat l'affaissement complet de la tumeur; le cou, qui avant la ponction avait 38 centimètres 1/2 de circonférence, n'en a plus que 34 1/2.

Sans retirer l'aiguille il est injecté une seringue entière de teinture d'iode pure. Cette injection provoque très vite des douleurs comme dans les autres cas; elles durent trois jours, avec gonflement du cou, tension, douleurs et gêne dans la déglutition.

Le 18. La tumeur est peu perceptible; encore un peu de gêne dans la déglutition; toujours dysphonie.

M. Duguet conseille l'électrisation des muscles du larynx. M. Coupard pratique cette électrisation et constate le retour de la clarté de la voix en même temps que la disparition de plus en plus complète de la tumeur.

Sur ces entrefaites le choléra éclate à Paris; la malade ne reparaît pas; nul doute qu'elle s'est éloignée en face de l'épidémie qui menace. Il est possible aussi que la guérison absolue du goître et de la paralysie de la corde vocale l'ait dispensée de venir nous revoir.

L'analyse du liquide kystique, pratiquée par M. Choay, pharmacien du service, a donné :

Volume du liquide	34 cc. 2
Poids	34 gr. 371
Réaction	neutre
Matières fixes	0 gr. 550
Eau	33 821
Matières minérales	0 225

> Matières organiques . . . .   0 gr. 325
> Albumine.   0   010

Les matières minérales contiennent à l'état de chlorure de sodium 0 gr. 156. Le molybdate d'ammoniaque additionné d'acide nitrique n'a pas donné dans ce résidu minéral la coloration ni le précipité jaune de phospho-molybdate d'ammoniaque; par conséquent le liquide ne renferme pas traces de phosphates.

Réflexions. — La recherche des crochets n'a pas été pratiquée; mais cette analyse paraît bien être celle du contenu des kystes hydatiques.

Ce kyste était-il vraiment développé dans le lobe droit du corps thyroïde ainsi que permettait de le faire croire son déplacement dans les mouvements du larynx ? N'était-ce pas au contraire un kyste du voisinage, offrant d'ailleurs par son siège, son développement, ses allures, tous les caractères d'un goître formé aux dépens du corps thyroïde ?

En l'absence d'examen direct, si nous nous reportons aux données fournies par Davaine (1), ce serait à cette dernière hypothèse qu'il faudrait se rattacher. En effet il rapporte trois cas de kystes hydatiques du corps thyroïde avec autopsie, tous trois avec points d'interrogations. Un premier tiré de Laënnec, dans lequel le kyste avait

(1) *Traité des entozoaires et des maladies vermineuses.* Paris, 1860, p. 539 et suivantes.

des rapports étroits avec le corps thyroïde, mais était développé nettement en dehors de lui ; le second de Lieutaud ayant une disposition analogue par rapport au corps thyroïde ; le troisième de Haën dans lequel la tumeur appartenait peut-être à des hydatides ayant subi une transformation avancée.

Il est plus que probable que, dans notre cas, le kyste avait la même disposition que ceux de Laënnec et de Lieutaud, en dehors même de la glande.

Cette situation du reste expliquerait bien mieux la compression exercée par la tumeur sur le nerf laryngé, attendu que les goîtres développés en un point quelconque du corps thyroïde ne s'accompagnent pas ordinairement d'accidents laryngés analogues.

OBSERVATION XXXIII

Goître kystique *ancien*. — Deux injections iodées. — Diminution considérable. — Résultat définitif incertain.

Marie Lem..., âgée de 38 ans, rentière, vient nous trouver à l'hôpital St-Antoine en 1881 pour un goître qui la tourmente.

Née à St-Brieuc, elle raconte qu'elle ne connaît de goître ni dans sa famille ni dans son pays. Elle-même a toujours été bien portante, avec des époques très régulières. Elle s'est aperçue pour la première fois qu'elle portait un goître, vers la fin de l'année 1878; ce goître s'est montré insidieusement, a continué à se développer très lentement, mais régulièrement.

3 juin. La tumeur, élastique à la palpation, offre le volume d'un œuf de dinde environ, à grand diamètre vertical. Elle occupe presque exclusivement le lobe droit du corps thyroïde, envoyant un prolongement sous le sterno-mastoïdien qu'elle soulève; elle dépasse à peine la ligne médiane du cou. Quelques grosses veines serpentent à la surface. D'ailleurs aucun trouble fonctionnel. La circonférence du cou donne en haut 32 cent., au milieu 34 1/2, en bas 34 cent.

L'aiguille creuse étant introduite dans la tumeur, non loin de la ligne médiane, il s'en écoule un liquide citrin très albumineux. La poche est vidée à l'aide de la seringue de Pravaz; on retire environ 20 grammes de liquide; puis on injecte dans la poche une seringue entière de teinture d'iode.

7 juin. Seconde injection.

Le 11. Après une piqûre pratiquée à droite de la tumeur et qui donne du sang, on fait une seconde ponction dans la partie médiane qui donne issue à 20 grammes environ d'un liquide fortement teinté en rouge. Pas d'injection.

Le 18. Reproduction du même fait à deux reprises différentes. Pas d'injection.

5 juillet. On constate une diminution considérable de la tumeur, les mensurations donnent : 30 cent. en haut, 33 cent. au milieu et 32 en bas.

Observation XXXIV

Goître kysto-hématique (anévrysmal probable). — Hérédité. — Six injections iodées. — Pas de résultat.

P..., âgée de 43 ans, concierge, se présente à l'hôpital Lariboisière, le 7 janvier 1885, avec un goître assez volumineux.

P... a toujours été bien réglée depuis le début de la menstruation à l'âge de 14 ans 1/2. Née en Lorraine, elle raconte que
sa mère a été atteinte d'un goître à 60 ans; elle ne connaît pas
d'autres cas de goître dans son pays qu'elle a quitté à 16 ans
pour venir à Paris.

Il faut signaler : une fièvre typhoïde huit mois après son
arrivée à Paris, trois enfants, et une fausse couche en 1882
suivie d'accidents péritonéaux.

Le goître aurait débuté au commencement de 1883, un peu
à droite de la ligne médiane, et aurait grossi insensiblement
sans que les règles eussent sur lui une influence marquée. Au
bout d'un an la tumeur, arrondie, avait le volume d'une pomme.
Avec cela, simplement un peu d'essoufflement après un exer-
cice fatigant.

L'accroissement se fit plus rapidement vers la fin de l'année 1884.

La tumeur, ovoïde, est molle, nettement fluctuante. Nul doute
qu'il s'agisse d'un kyste qui du reste suit les mouvements de
va-et-vient du larynx.

Ponction avec, l'aiguille libre, il s'en écoule un liquide couleur café à l'eau. On injecte ensuite une seringue pleine de teinture d'iode. Une légère réaction se produit à la suite.

Le 14. Deuxième injection dans le kyste qui a retrouvé son volume primitif.

Le 21. Même état du goître qui a plutôt augmenté de volume. Troisième injection de teinture d'iode.

Le 28. Le liquide extrait de la poche avec la seringue, contient des globules sanguins et de nombreuses tablettes de cholestérine. Quatrième injection.

4 février. Evacuation d'un grand verre de liquide couleur café à l'eau. Cinquième injection.

Le 11. Evacuation nouvelle d'une même quantité de liquide. Sixième injection.

Le 18. Evacuation d'un quart de litre de liquide, on cesse les injections qui sont inutiles. Le kyste semble grossir. La malade est perdue de vue en juin 1885.

Réflexions. — Voyant les injections iodées n'avoir aucun effet utile, nous avions engagé la malade à aller voir M. Tillaux. Elle ne s'est pas présentée à l'Hôtel-Dieu. Il est probable que dans ce cas les injections de perchlorure de fer eussent pu lui être utiles et peut-être la guérir.

TABLEAU ANALYTIQUE DES OBSERVATIONS PRÉCÉDENTES

GOITRES		NOMBRE DE CAS	FEMMES	HOMMES	15 RÉCENTS 2 ANCIENS GUÉRIS	ANCIENS AMÉLIORÉS	Anciens ou récents sans résultat ou non revus.	NOMBRE D'INJECTIONS
	CHARNUS OU PARENCHYMATEUX	28	23	5	17	6	5	252
					NOMBRE MOYEN D'INJECTIONS 7 1/2	16		
					MOYENNE D'AGE Femmes 24 ans.	Femmes 40 ans.		
	KYSTIQUES	6	6	0	4	1	1	14
					NOMBRE MOYEN D'INJECTIONS 1 1/2			
					AGE MOYEN 31 1/2			
	TOTAL....	34	29	5	21	7	6	266

III

ANALYSE DES OBSERVATIONS

Goîtres charnus comparés aux goîtres kystiques; goîtres récents comparés aux goîtres anciens, aux points de vue : du sexe, du nombre d'injections nécessaire et des résultats terminaux obtenus.

Le tableau précédent que nous avons dressé, avec les 34 cas de goître dont les observations viennent d'être rapportées, donne une idée d'ensemble assez instructive.

En réalité nous n'avons guère que deux variétés de goître.

Il est *charnu* ou *kystique*, et dans les deux cas, *récent* ou *ancien*; mais cette première distinction, du goître *charnu* (hypertrophique ou parenchymateux), et du goître *kystique*, est une distinction absolument convention-nelle, qui ne peut être établie en général qu'après coup;

car il arrive souvent que l'on soupçonne un goître kystique, mais qu'on n'en acquiert la certitude absolue qu'après
une ponction exploratrice, celle que nous pratiquons
toujours au moment où nous allons injecter un goître,
surtout pour la première fois.

Or il en est ainsi en pratique, nous ne craignons point
de l'affirmer, malgré la plupart des signes différentiels
donnés par les auteurs pour séparer l'un de l'autre, avant
toute ponction exploratrice, le goître charnu lobé du goître
kystique. Peut-être relève-t-on moins fréquemment l'hérédité dans l'histoire des goîtres kystiques que dans celle
des goîtres charnus ? nous n'avons point assez de faits
pour le démontrer.

En tout cas, les goîtres kystiques, en nous en tenant à
nos observations, sont moins nombreux (6 sur 34); paraissent n'exister que chez la femme; semblent justiciables
des injections de teinture d'iode et guérissent par cette
méthode de traitement comme les goîtres charnus, s'ils
sont comme eux de date récente, avec cette différence :
contrairement à l'une des conclusions de Levêque, que
leur guérison a été obtenue plus rapidement, ce qu'avait
déjà remarqué Luton, souvent avec une seule injection
iodée (1).

---

(1) Nous n'avons été témoin d'aucun de ces accidents, d'aucune de
ces suppurations que plusieurs observateurs auraient noté à la suite d'injections de teinture d'iode dans les goîtres kystiques. En un mot nous
n'avons pas vu que les goîtres kystiques fussent moins tolérants que les
goîtres charnus pour la teinture d'iode.

En effet, à ne considérer que les goîtres *récents*, charnus ou kystiques, nous voyons que tandis qu'il a fallu en moyenne sept injections et demie pour un goître charnu (1), une injection et demie a suffi pour un goître kystique.

Il ressort aussi de nos observations ce fait important qui prime tous les autres, à savoir que *tous les goîtres récents*, charnus ou kystiques, ont *guéri* radicalement avec des injections de teinture d'iode, quel que soit le nombre d'injections nécessaire. Au contraire parmi les goîtres anciens, charnus ou kystiques, malgré le nombre d'injections employées, nombre double en moyenne de celui que nous avons relevé pour les goîtres récents, deux seulement ont été guéris, obs. VIII et obs. XI ; la plupart ont été arrêtés dans leur développement et considérablement amoindris, durcis, rétractés ou réduits ; quelques-uns seulement sont restés purement et simplement réfractaires.

Au total, 34 cas de goîtres, dont 29 femmes et 5 hommes ;

(1) D'autres statistiques sont ici bonnes à fournir. Nous relevons avec Luton 115 injections pour 39 cas de goître, avec Bertin 71 pour 26, avec Levêque 10 pour 4; au total 205 injections pour 69 cas, ce qui donne environ 3 injections par goître ; ce chiffre moyen diffère sensiblement du nôtre.

Tivy, de son côté, note une moyenne de 9 injections par goître pour 33 cas ; chiffre cette fois supérieur au nôtre qui tient pour ainsi dire le milieu entre les deux statistiques que nous rapportons.

21 cas de goîtres guéris ; 7 de goîtres anciens améliorés, et 6 incertains ou non suivis (1).

Sur 266 injections de teinture d'iode, on en relève 252 pour les goîtres charnus au nombre de 28, et 14 seulement pour les 6 goîtres kystiques. Ces chiffres démontrent bien que, pour obtenir des résultats thérapeutiques tout à fait comparables, il faut un moins grand nombre d'injections dans les cas de goîtres kystiques.

On voit encore par ce tableau que l'âge moyen des femmes guéries de leur goître charnu est de 24 ans, tandis que celui des femmes, dont le goître ancien n'a été qu'amélioré, est de 40 ans. D'autre part si les femmes guéries d'un goître charnu ont en moyenne 24 ans, celles qui ont été guéries de leur goître kystique ont en moyenne 31 ans et demi ; c'est là une différence également bonne à signaler.

Quant à l'âge des hommes dans ces diverses catégories, nous ne le rappelons pas, vu que leur nombre est trop faible pour pouvoir entrer dans une statistique sérieuse. C'est pourquoi nous ne l'avons pas relevé dans le tableau général qui précède.

(1) Ces chiffres sont en tous points comparables, sans qu'il soit nécessaire de les rappeler ici, à ceux donnés par Luton, Bertin, Levêque, Morell-Mackensie, et la plupart de ceux qui ont injecté des goîtres dans ces derniers temps.

IV

**Remarques sur quelques particularités étiologiques :
Les goîtres dans la race juive. — Prédominance des
goîtres du côté droit.**

Les faits que nous relatons, et qui n'ont trait qu'aux
goîtres *chroniques* et *sporadiques*, apportent-ils quelque
notion, importante ou nouvelle, concernant l'étiologie du
goître ? Pas sensiblement.

En effet, le nombre des goîtres observés est ici comme
toujours beaucoup plus fréquent chez la femme que chez
l'homme.

Le développement ou l'accroissement de ces goîtres
est lié, comme d'ordinaire, le plus souvent à des troubles

de la menstruation, à la ménopause ou à la grossesse.
Pourquoi? Par suite sans doute de cette relation que tout
le monde admet et que personne n'explique, chez la femme
et même chez l'homme, entre le fonctionnement ou l'état
des organes génitaux et celui du larynx avec la glande
qui lui est annexée.

L'hérédité joue quelquefois son rôle, dans nos observations, d'une façon bien évidente.

Pourtant il est un point qui mérite qu'on le relève,
c'est celui qui concerne la *race juive*. Cette race, dit-on,
est de toutes celle qui est le moins exposée au développement du goître, et même les femmes juives n'en seraient
jamais atteintes, s'il fallait s'en rapporter à cette singu-
lière question posée il y a seulement quelques années par
la Société médicale de Metz : « Pourquoi la femme juive
« est-elle exempte du goître? »

Par une coïncidence bizarre les observations XV et XVI,
qui sont des plus intéressantes et des plus nettes, appar-
tiennent à *deux jeunes israélites*. Il est vrai que ce sont
deux jeunes gens d'un sexe que ne vise point la question
posée ci-dessus. Du reste Krishaber cite de son côté un
cas de goître développé chez une femme israélite âgée de
50 ans.

En tout cas nos deux observations démontrent que si
les femmes juives n'ont point de goître, ce que nous ignorons, les hommes de la même race n'en sont pas exempts.

Reste une particularité à laquelle nous ne connaissons point d'explication.

Les goîtres, quand ils sont unilatéraux occupent d'ordinaire le lobe droit, et quand ils envahissent la totalité du corps thyroïde, prédominent à droite. C'est un fait que nous nous bornons à constater dans nos observations et que d'autres auteurs ont noté avant nous sans en fournir, que nous sachions, d'explication plausible. Nous ne sommes pas plus avancé.

V

Manière de pratiquer les injections.

Ce paragraphe comporte :

1° Le choix du liquide à employer.

2° L'instrument pour introduire ce liquide.

3° La détermination du point d'élection pour faire l'injection.

4° La manière de conduire cette injection.

1° — Choix du liquide à employer.

Bien que la teinture d'iode pure du Codex soit en réalité peu chargée d'iode, c'est le liquide que nous avons adopté dans tous les cas, comptant comme Luton utiliser à la fois l'action *irritante de l'alcool*, et l'action *spécifique de l'iode*.

Nous n'ignorons point que Bertin (de Gray) a obtenu

de beaux résultats également avec une solution iodo-
iodurée ; nous en citerons nous-même un peu plus loin
un exemple curieux. Nous savons aussi que l'alcool pur
ou dilué a été employé quelquefois avec succès ; que le
perchlorure de fer, surtout dans les goîtres kystiques ou
dégénérés, a été plus d'une fois utile ; mais, à l'exemple
de Luton, de Lévêque, de Morell-Mackensie qui opère à
Londres dans un hôpital spécial et sur une grande
échelle, nous avons trouvé la teinture d'iode du Codex
bonne, suffisante, commode, et nous nous sommes con-
tenté de cette solution sans avoir à nous en repentir.

2º — *Instrument pour introduire le liquide.*

L'instrument dont nous nous sommes servi a toujours
été la seringue de Pravaz, tantôt en ivoire noirci, tantôt
en caoutchouc durci ; tantôt la seringue de Pravaz ordinaire dont nous faisons usage pour les injections hypo-
dermiques. Les deux premières, si elles sont moins atta-
quables, moins faciles à détériorer par leur contact avec
la teinture d'iode, n'offrent pas le même degré de résistance, la même solidité que la seringue métallique.

Du reste avec l'une comme avec l'autre, il faut toujours
se servir d'une aiguille creuse, bien aiguisée, *en acier*,
dont la teinture d'iode amène la prompte détérioration.
Nous avons essayé pourtant l'emploi d'une aiguille creuse

en or, que nous avons fait fabriquer tout spécialement pour la pratique des injections iodées ; mais cette aiguille est lo:n de nous offrir une résistance suffisante; il est en effet certains goîtres dans lesquels elle ne pénètre que difficilement ou en se courbant. Nous avons donc été ramené à l'aiguille en acier.

Mais comment préserver l'aiguille en acier d'une rouille rapide, avec tous ses inconvénients et surtout la fragilité ? On a préconisé, il est vrai, l'aiguille en acier dorée, mais nous n'avons en elle qu'une médiocre confiance, et Luton du reste trouve qu'elle se détériore facilement.

Après bien des essais et des tâtonnements, nous sommes arrivé à nous servir exclusivement aujourd'hui d'une seringue de Pravaz ordinaire avec ses aiguilles creuses en acier ; mais une fois nos injections terminées, nous lavons seringue et aiguille dans une solution légère d'ammoniaque ou d'iodure de potassium, puis nous les plongeons pour les y laisser, jusqu'au moment de nous en servir à nouveau, dans un vase contenant de l'huile ordinaire et mieux encore de l'huile phéniquée au dixième. De la sorte la seringue et les aiguilles que nous employons sont toujours en bon état, et prêtes à être mises en usage indéfiniment, sans avoir jamais besoin de recourir au flambage pour faire soigneusement nos injections.

3° — *Détermination du point d'élection pour faire l'injection.*

On s'assure d'abord que la tumeur du cou accompagne le larynx et la trachée dans les mouvements de déglutition, que l'on n'y constate aucun bruit de souffle et qu'il n'y existe point de mouvements d'expansion. La tumeur est ensuite palpée avec soin, afin d'y choisir le point dans lequel l'aiguille sera introduite, de préférence au niveau du centre de la tumeur ou de la partie la plus charnue, la moins résistante au doigt, autant que possible en dehors des grosses veines que l'on voit ramper quelquefois à la surface du goître, en dehors des battements artériels.

4° — *Manière de conduire l'injection.*

Sur le point de pratiquer l'injection, nous nous assurons avec de l'huile, de l'eau ou de la teinture d'iode que le piston de la seringue fonctionne bien, et la chose est facile quand, la seringue étant remplie de l'un de ces liquides, on cherche à pousser le piston d'une main alors qu'on tient l'orifice de sortie de la seringue bouché avec la pulpe d'un doigt de l'autre main.

Cela fait, on remplit la seringue avec de la teinture d'iode pure du Codex; on a soin de l'expurger de toute bulle d'air, on la confie à un aide ou bien on la dispose horizontalement à sa portée sur un objet quelconque.

Puis le malade étant assis, la tête légèrement relevée pour bien mettre en évidence et en saillie la partie antérieure du cou, la tumeur est immobilisée ou à peu de chose près, entre le pouce et l'index de la main gauche qui exercent de plus une compression modérée.

L'aiguille bien aiguisée, séparée de la seringue, et tenue comme une épingle entre le pouce et l'index de la main droite, est alors enfoncée *lentement*, directement ou même un peu en vrille, mais non brutalement, à deux ou trois centimètres de profondeur, en général aussi loin que possible, vers le centre du goître; elle peut y pénétrer souvent jusqu'à la garde. Alors, après quelques secondes d'attente, de deux choses l'une : ou bien il ne s'écoulera rien par la canule, ce qui est la règle, et l'injection pourra être faite, ou bien il s'écoulera du liquide, et ce liquide sera : du sang pur, de la sérosité, ou un liquide trouble, roussâtre et quelquefois de couleur chocolat.

Si le liquide qui s'écoule est du sang pur, inutile d'insister; l'aiguille plonge très vraisemblablement dans un vaisseau dans lequel il serait plus qu'imprudent de pousser une injection. On retire alors simplement l'instrument, ce qui n'est jamais suivi d'une hémorrhagie sérieuse, et l'on tente d'introduire cette aiguille dans un ou deux autres points de la tumeur. Le plus souvent à la deuxième ou troisième tentative, on tombe dans une partie qui ne donne pas de sang, et l'injection peut être faite ; sinon il faut abandonner pour le moment toute idée d'injection iodée.

Mais si le liquide qui s'écoule est de la sérosité claire, ou bien encore un liquide trouble, de couleur chocolat, le mieux selon nous, avant de faire une injection, est alors d'adapter à l'aiguille une seringue de Pravaz vide et d'aspirer le liquide contenu dans l'intérieur du goître, que ce dernier soit purement kystique ou non.

Une fois la cavité kystique vidée de son contenu, alors, comme dans le cas de goître purement charnu qui ne laisse rien écouler, on procède à l'injection iodée.

L'aiguille introduite dans le goître étant maintenue par sa grosse extrémité, à l'aide du pouce et de l'index de la main gauche, on y adapte solidement avec la main droite la seringue préparée d'avance et chargée ; puis l'injection est poussée *doucement* en observant bien la figure du patient, en l'interrogeant au besoin sur ses sensations au fur et à mesure que le piston de la seringue avance dans sa course en la vidant et en faisant cheminer plus ou moins facilement le liquide dans le goître : ce procédé *lent* prolonge sans doute un peu la douleur de pénétration du

liquide, mais il est plus sage, et n'expose à aucun mécompte
en permettant de s'arrêter à temps et quand on veut, si l'on
craint, par exemple, de faire pénétrer la teinture d'iode
dans un vaisseau ou dans la trachée. En cela nous
faisons comme Morell-Mackensie qui pousse l'injection
très lentement pour en mieux surveiller les effets immédiats.

Du reste nous avons l'habitude de n'introduire que la
moitié ou les trois quarts de la seringue à la première
injection, afin de tâter en quelque sorte la susceptibilité
des malades.

A vrai dire, nous n'avons jamais eu à noter une douleur
excessive au moment de l'injection, quelle que fut sa
durée, et nos malades les plus pusillanimes (c'est la majorité) ont toujours parfaitement supporté même la première
injection.

Celle-ci une fois terminée, pendant que les doigts de la
main gauche appuient légèrement sur la tumeur au niveau
de l'aiguille, on saisit entre le pouce et l'index de la main
droite cette aiguille au niveau de son ajutage avec la
seringue et l'on retire du même coup l'aiguille et la
seringue qui lui est intimement adaptée.

En général, il suffit, une fois l'instrument retiré, d'ap-
puyer un instant le doigt sur l'orifice de la piqûre cutanée
pour arrêter rapidement tout écoulement de sang ou quel-

quefois de teinture d'iode. Tout pansement est inutile, à moins qu'on ne veuille absolument appliquer un peu de collodion élastique sur l'orifice, ce qui renouvelle bien inutilement la douleur provoquée une première fois par l'introduction de l'aiguille.

VI

**Effets immédiats, locaux et généraux, des injections
iodées dans les goîtres.**

Parfois il arrive que l'injection de teinture d'iode faite
dans les conditions déterminées plus haut, n'est suivie
d'aucun phénomène réactionnel ni local ni à distance.
Le plus souvent pourtant on assiste à une *réaction locale*
immédiate, sous la forme d'une tension, d'une douleur plus
ou moins forte, siégeant dans la partie du goître qui a été
attaquée. Dans quelques cas cette douleur s'éteint rapidement, sur place pour ainsi dire ; mais telle n'est pas
la règle. Le plus ordinairement elle s'étend plus loin et
se propage par irradiation dans la mâchoire et les dents,
à l'oreille, à la nuque, à l'épaule et quelquefois dans la
gorge, du côté où l'injection a été pratiquée.

Non seulement, une fois l'injection terminée, il survient
de la douleur ; mais encore on voit s'établir bientôt une
sorte de *fièvre locale* avec : tuméfaction du goître, chaleur

exagérée à son niveau, gêne dans les mouvements du cou et dans la déglutition.

Dans certains cas cette fièvre locale s'accompagne bientôt des signes d'une *fièvre générale*, avec frissons, céphalalgie, courbature, agitation, insomnie, et embarras gastrique (iodisme aigu, fièvre iodique). Cet état dure quelques heures et même un ou deux jours, puis le malade revient à sa santé première.

Du reste, il arrive assez fréquemment que les malades aux prises avec une diffusion et une absorption rapide de l'iode, accusent une saveur iodée presque aussitôt l'injection terminée, et l'urine examinée une demi-heure après ou plus sûrement dans la soirée même contient de l'iode facile à déceler.

Quant au goître qui tout d'abord est devenu douloureux, en même temps qu'il augmentait de volume, il diminue bientôt, en cessant d'être douloureux, regagne ses dimensions premières, mais ne s'en tient pas là généralement. Il continue les jours suivants à se réduire plus ou moins rapidement et plus ou moins fortement selon les cas.

Mais quelle que soit l'intensité des phénomènes réactionnels locaux ou généraux, ils ne durent point et n'entraînent de part et d'autre à leur suite aucune conséquence sérieuse.

VII

Répétition des injections.

Il est des circonstances dans lesquelles une seule injection a suffi pour amener plus ou moins rapidement la guérison du goître ; nous sommes même persuadé que l'action
d'une injection iodée étant assez prolongée, une seule
injection pourrait et aurait pu suffire dans bien des cas,
au début du goître principalement, chez des sujets jeunes
en particulier. Billroth (1) a vu des guérisons complètes
chez des enfants après une ou deux injections.

Quoi qu'il en soit, on est amené le plus ordinairement à
répéter les injections, dans le but très rationnel d'accu-
muler les puissances atrophiantes d'injections succes-
sives, et de réduire aussi rapidement et aussi complètement que possible chaque goître que l'on attaque.

(1) Billroth, in Semaine médicale, 23 décembre 1885, p. 433.

Il va sans dire que, pour recommencer les injections, il faut attendre que soient éteintes la réaction générale, et surtout la réaction locale due à la dernière injection et qui est plus durable. C'est là un principe élémentaire. Or, en général, au bout d'une semaine il n'en est plus question. On trouve alors simplement dans le goître, au niveau du point où l'injection a été pratiquée, un noyau dur, fibreux, plus ou moins bien limité, habituellement indolent.

Luton donne le conseil de ne pas revenir aux injections trop souvent. C'est là un conseil sage, sans qu'il puisse être établi rien de fixe à cet égard. Les faits que nous avons étudiés, n'était le désir partagé par le malade et le médecin d'aller vite, nous engageraient volontiers à les faire plus lointaines. Cependant nous avons répété nos injections en général toutes les semaines ou tous les quinze jours, ce qui est assez rapproché, sans y trouver aucun inconvénient. Du reste Morell-Mackensie les répète habituellement tous les dix jours.

Nous avons observé sous ce rapport quelques cas fort remarquables. Le plus instructif entre tous est certainement celui du jeune Ch. Rodr..., obs. XV, où les injections de teinture d'iode du Codex, pratiquées de semaine en semaine ou à peu près (huit injections en neuf semaines) nous font assister à une diminution rapide et sensible à chaque injection même rapprochée de la précédente.

Mais à côté de cette diminution rapide par le fait des huit premières injections, nous voyons que douze injections nouvelles pratiquées pendant les quinze mois qui ont suivi, bien que plus espacées les unes des autres, nous ont fourni une diminution difficilement obtenue et presque insensible.

Pourquoi ces différences? Elles dépendent évidemment des cas qui se présentent et de l'état anatomique qui constitue les différents goîtres.

Au début, pour ne parler que du cas particulier dont nous nous occupons, ce goître diffus, parenchymateux, fibro-vasculaire, était facile à réduire par l'affaissement de ses vaisseaux sous la rétraction du tissu conjonctif développé à la suite de l'injection iodée. Puis, quand après la huitième injection ce goître parenchymateux fut devenu fibreux et fortement réduit, il a fallu un long temps et un nombre plus grand d'injections pour obtenir une nouvelle diminution relativement restreinte.

Ainsi doivent marcher les choses en général. Si les goîtres jeunes et récents cèdent vite et facilement, c'est qu'ils sont pour la plupart fibro-vasculaires, faciles à réduire; si les goîtres anciens cèdent au contraire mal et lontomont, c'oot qu'ils sont déjà dégénérés, devenus fibreux, peu réductibles; et si les mêmes goîtres résistent d'une façon absolue, c'est qu'ils sont transformés en tissu fibro-calcaire, entourés ou infiltrés de ce tissu et par conséquent tout à fait inattaquables par la teinture d'iode.

Toujours est-il que le tableau que nous avons dressé avec l'observation XV du jeune Ch. Rodr.. est infiniment instructif sous ce rapport.

Les mêmes raisons permettent aussi de comprendre pourquoi le traitement par les injections iodées interstitielles offre une durée des plus variables. D'une façon générale, les faits que nous avons observés nous autorisent à affirmer que plus les malades seront pris au début du goître, moins il faudra d'injections et plus la guérison sera facile à obtenir.

VIII

Du mode d'action des injections iodées :
1° Par absorption.
2° Par inflammation non suppurative.

1° — *Par absorption.*

L'idée première de Luton en pratiquant ses injections intra-parenchymateuses de teinture d'iode était, nous l'avons vu, de porter directement, en plein tissu morbide, l'iode, le fondant par excellence, tout en tenant compte de l'action irritante et utile de l'alcool servant de véhicule à l'iode qu'il tient en dissolution.

C'est avec cette idée qu'il a pratiqué ses premières injections et le plus grand nombre dans la suite. C'est avec la même idée que nous avons agi dans toutes nos observations. Mais quand on y regarde de près, et Luton n'y a pas manqué, on voit que l'iode est absorbé et même rapidement; cela se reconnaît à la saveur iodée qu'accusent les malades aussitôt après l'injection ; cela se reconnaît surtout quelques heures et même moins d'une heure plus tard à l'examen des urines que l'on trouve contenant très manifestement de l'iode ; l'observation nous l'a démontré d'une façon péremptoire. Aussi est-il venu à l'esprit de l'inventeur de la méthode de pratiquer les injections de teinture d'iode, non plus dans le goître lui-même, mais sous la peau, dans son voisinage, ce que pour notre part nous n'avons pas encore fait, nous étant bien trouvé des injections effectuées au sein du goître lui-même. Bien plus, il est convaincu que l'action de la teinture d'iode sur le goître s'exerce surtout après l'absorption de l'iode introduite sous la peau à quelque distance de la tumeur, et nous sommes heureux de pouvoir reproduire un fragment d'une lettre qu'il nous écrivait à la date du 6 avril dernier, et qui exprime fidèlement aujourd'hui sa pensée à ce sujet :

« Pourtant, nous écrit-il, il y a un point que je voudrais
« signaler à votre attention, c'est qu'il vaut mieux, en
« général, ne pas agir directement sur le mal, mais à sa
« proximité. Car voici ce que j'ai observé : 1° en prati-
« quant une injection de teinture d'iode (soit un gramme)
« dans le lobe gauche d'un goître, par exemple, c'est
« le lobe droit qui entre le plus vite en résolution.
« 2° Une fois j'injectais de la teinture d'iode dans un
« fibrome utérin ; la personne qui portait simultanément

« un goître (peu accusé il est vrai) depuis fort longtemps
« a été délivrée de ce goître, mais elle a gardé son fibrome.
« Il semble d'après cela que l'iode n'agisse que consécu-
« tivement à son absorption et qu'il n'ait d'effet local que
« d'une façon détournée. C'est l'histoire du chlorate de
« potasse qui guérit mieux la stomatite alors qu'il revient
« par la salive que comme topique. — Voilà, ajoute-t-il,
« ce que j'ai à vous dire de plus neuf. ... »

Pour notre part nous avons vu qu'il suffisait ordinairement de pratiquer des injections d'un seul côté quand le
goître était généralisé à tout le corps thyroïde ou simplement bilobé, pour voir diminuer simultanément toutes les
saillies de la tumeur, fussent-elles du côté opposé à celui
où l'injection avait été faite.

Il est évident qu'une action locale ne saurait être suffisante, aussi diffusée qu'on la suppose pour produire un
pareil résultat, et qu'il est juste et nécessaire d'invoquer
en pareil cas une action en retour de l'iode après absorption. Quant aux effets de l'injection iodée pratiquée à distance, loin du goître, nous n'avons acquis sur ce point
aucune expérience personnelle.

Cependant nous irons volontiers moins loin que Luton
dans cette voie, car il parait disposé à abandonner les
injections pratiquées dans le goître pour les injections
faites dans le voisinage. N'est-ce pas alors compter uniquement sur l'action spécifique de l'iode absorbé, et

abandonner un second mode d'action auquel tout d'abord, dans ses premiers travaux, il donnait une certaine importance, au moins à titre d'adjuvant dans l'action atrophiante de la teinture d'iode. Nous voulons parler de l'action irritante, salutaire, utile ; de l'irritation produite par l'alcool, le véhicule de l'iode, au sein du tissu goîtreux.

Allons plus loin, qui sait si dans certains cas, cette action irritante n'est pas prépondérante ? Et c'est parce que nous en avons la conviction que nous avons toujours imité la première manière de Luton, *l'injection de la teinture d'iode au sein du goître lui-même.*

2° — *Par inflammation non suppurative.*

En tout cas, chaque injection de teinture d'iode dans un goître est suivie d'une inflammation véritable de ce goître. Faible ou forte elle existe incontestablement, elle va même jusqu'à retentir sur l'économie tout entière au point de faire naître une fièvre générale à la suite de la fièvre locale. Mais cette inflammation quelque intense qu'on la suppose, ne se termine jamais par la suppuration ; elle amène à sa suite toujours la diminution des goîtres charnus, et souvent leur disparition, par un véritable travail d'atrophie rappelant l'atrophie testiculaire consécutive à l'orchite ourlienne ; elle amène la disparition des goîtres kystiques en suscitant un travail adhésif des parois, un travail oblitérant, à la manière de ce qui se passe dans la tunique vaginale après les ponctions d'hydrocèles suivies d'injections iodées.

Du reste c'est bien par transformation fibreuse que les goîtres charnus s'atrophient. Chaque injection laisse en effet après elle, dans le point où elle a été pratiquée, un noyau d'induration plus ou moins facile à percevoir. Les goîtres vasculaires eux-mêmes finissent par devenir fibreux, et ces derniers en s'atrophiant aboutissent à des transformations calcaires.

Mais arrivés là, s'ils sont désormais inoffensifs, parce qu'ils ne peuvent plus s'accroître, ils deviennent irréductibles, réfractaires à des injections nouvelles. Telle est la clef des résultats favorables, mais incomplets, si souvent obtenus lorsqu'il s'agit de goîtres déjà anciens et dégénérés dans une plus ou moins grande étendue.

Bien que la teinture d'iode injectée dans les goîtres borne son action au goître lui-même, sans agir sur les seins ou autrement, il nous paraît incontestable qu'elle a une action spécifique après absorption, puisque cette absorption est un fait démontré.

Mais il est non moins incontestable que la teinture d'iode agit par inflammation irritative et non suppurative, et il est probable que tout autre agent capable de produire dans un goître une action irritative analogue pourrait aboutir aux mêmes résultats.

Il est si vrai que l'irritation ou l'inflammation simple, non suppurative d'un goître, suffit pour en amener l'atrophie, comme l'orchite ourlienne amène l'atrophie testiculaire, que nous ne pouvons résister au désir de publier le fait suivant que vient de nous communiquer notre élève et ami le Dr Roux-Seignoret, d'Hyères ; fait qui démontre de la façon la plus péremptoire la réduction même rapide d'un goître charnu assez ancien et volumineux, sous l'influence d'une inflammation non suppurative spontanée, ou tout au moins de cause inconnue.

OBSERVATION XXXV

Goître par hypertrophie considérable du corps thyroïde. — Diminution voisine de la guérison après inflammation spontanée, non suppurative, de cause inconnue.

Madame X...., âgée de 55 ans, de tempérament nerveux et de constitution arthritique, était sujette dans son enfance à des accès de migraine. A l'âge de 14 ans, alors qu'elle habitait Barcelonnette (Basses-Alpes), elle eut une première manifestation de goître, sous la forme d'une petite tumeur occupant la région moyenne et antérieure du cou. Au bout d'un an, pendant un séjour qu'elle fit en Corse, cette tumeur disparut. Il ne semble point qu'il y ait eu des cas de goître dans sa famille ; son père est mort d'une maladie indéterminée, sa mère est encore vivante.

En 1865, Madame X...., alla habiter Genève pendant les trois mois d'été. Là, nouvelle apparition du goître. La tumeur persista pendant trois à quatre ans et disparut lentement, progressivement sans médication aucune pendant son séjour à Hyères.

De 1870 à 1882 la malade revenue à Genève n'en quitta plus. Aussitôt son arrivée le goître reparut, et, en 1875, pendant une grossesse, la tumeur s'accrut, se développant surtout dans la partie latérale droite du cou. Il n'y eut jamais aucune gêne dans la déglutition, mais la respiration s'en ressentit, elle devint même sifflante comme chez les asthmatiques. Survinrent ensuite des attaques de rhumatisme articulaire aigu. Quant à la tumeur goîtreuse, elle est depuis lors restée stationnaire, offrant à peu près le volume du poing et occupant toujours le côté droit du cou. La circonférence du cou au niveau de la partie moyenne de goître mesure 40 centimètres.

Madame X...., après avoir fait une saison à Challes sans résultat appréciable, se soumit pendant quelque temps au traitement ioduré : iodure de potassium à l'intérieur, frictions iodurées à l'extérieur (teinture d'iode et pommades iodurées, médecine Mattei, pendant trois mois l'été dernier.

Au mois de décembre 1885, Madame X..., qui habite Hyères depuis qu'elle a quitté Genève, sous l'influence de causes morales déprimantes et de fatigues physiques, peut-être aussi d'un refroidissement, vit sa tumeur se développer brusquement, et atteindre en une seule journée un volume bien plus considérable ; qui plus est elle devint douloureuse. C'est alors que le Dr Roux-Seignoret fut appelé à lui donner des soins.

Il constate alors une tumeur goîtreuse ayant le volume de la tête d'un enfant. Le cou n'offre plus de sillon ; le goître dur et immobile s'étend du maxillaire inférieur à la clavicule qu'il déborde en bas, et se prolonge en arrière au delà du bord postérieur du sterno-cléido-mastoïdien. La peau qui le recouvre est rouge, tendue, luisante. La malade est gênée pour respirer et même pour avaler ; elle a une sensation de barre transversale dans le cou, et, pendant la déglutition, elle est prise parfois d'une sorte de spasme de la glotte. Elle éprouve de plus une douleur qui, partant du coude droit, remonte le long du bras et vient irradier dans l'épaule et la tumeur (compression du plexus brachial). La langue est saburrale ; il n'y a pas de fièvre apparente.

Le traitement employé consiste dans : purgation, cataplasmes de feuilles de roses avec vin et mie de pain renouvelés quatre fois par jour.

Dès le lendemain la tumeur paraît moins dure. Au bout de quelques jours elle commence à diminuer ; la déglutition devient plus facile, les spasmes glottiques disparaissent.

On continue les cataplasmes les jours suivants, en les faisant précéder de frictions de la tumeur avec une pommade à l'iodure de potassium.

Depuis ce moment le goître n'a point cessé de diminuer chaque jour. La malade a continué les frictions en les suspendant de temps en temps, ainsi que les cataplasmes.

Aujourd'hui la tumeur n'a même pas le volume d'une petite orange, elle est mobile, offre une consistance assez molle. La circonférence du cou au niveau du goître est tombée, depuis l'explosion de cette inflammation, de 40 centimètres à 32. De plus l'état général de la malade paraît s'être amélioré également; son teint est plus frais; elle semble réellement rajeunie.

Cette observation curieuse répond exactement aux paroles de Krishaber (1) quand il dit :

« La cause directe de l'inflammation du goître ne
« peut pas toujours être reconnue. Elle s'annonce par
« une tuméfaction très rapide de la tumeur qui est en
« même temps douloureuse à la pression... La température
« locale s'élève... Souvent au bout de quelques jours les
« phénomènes inflammatoires s'amendent, la tuméfaction
« disparaît... Cette inflammation peut devenir dès lors le
« point de départ d'une rétraction du goître qui amènera
« sa diminution ou sa disparition... »

On est alors en droit de se demander si l'on ne parviendrait pas à réduire un grand nombre de goîtres en les faisant *s'enflammer*, ci cela était possible, *sans les faire suppurer*. Ce travail limité que la nature détermine quelquefois spontanément et avec un succès résolutif complet, on a plus d'une fois cherché à l'obtenir à l'aide d'agents différents, et plus d'une fois on a réussi.

Schwalbe préconise les injections d'alcool pur parco qu'il croit à l'action prépondérante de l'alcool dans la

(1) Krishaber, in *Dict. encyclopédique des sciences médicales*, art. Goître, p. 509,

teinture d'iode employée en injections interstitielles ;
d'autres le perchlorure de fer ; mais ces agents n'ont pas
une action aussi marquée et ne sont pas toujours inoffensifs. Luton lui-même détermina la suppuration en
injectant dans un goître une solution concentrée d'iodure
de potassium. Aucun accident n'est jamais survenu à la
suite de l'injection de teinture d'iode, de telle sorte que
l'on est en droit de se demander si la teinture d'iode du
Codex n'est pas précisément le meilleur des agents
capables de conduire à cette atrophie tant désirée.

« La teinture d'iode, dit Luton, dans les Archives
« de Médecine (octobre 1883), occasionne une inflamma-
« tion franche, légère, non suppurative, substitutive, et
« suivie d'une résorption atrophique. » C'est pourquoi
elle mérite à nos yeux la prédilection tout à fait spéciale
que la plupart des médecins instruits par l'expérience lui
ont accordée.

En définitive la teinture d'iode agit de deux façons,
d'une part par *absorption*, d'autre part par *irritation
locale*.

Que l'une de ces deux actions dans certains cas ou
dans la plupart soit prédominante, peu importe. C'est un
double motif pour s'en servir dans ce traitement spécial
du goître, à l'exclusion de tout autre agent thérapeutique.

IX

Conditions et degré d'efficacité. — Récidives.

Dans sa thèse inaugurale, M. Adrien Thierry, avec lequel nous avons plusieurs fois conversé sur le goître et les injections iodées interstitielles, écrit, dans un enthousiasme exagéré : « la pratique de M. le Dʳ Duguet porte « sur plus de 500 cas, parmi lesquels aucun insuccès n'a « pu être enregistré. »

La vérité est que notre pratique porte sur 34 cas, à peu près tous inédits, pour lesquels nous comptons 266 injections iodées, et que pas une de ces 266 injections n'a été suivie d'aucun accident de quelque importance.

Tous, ou du moins presque tous les cas que nous rapportons, ont subi une influence heureuse des injections iodées ; mais cette influence heureuse a été selon les circonstances plus ou moins accentuée, plus ou moins profonde.

L'étude de nos observations ou même tout simplement du tableau général dont nous les avons fait suivre permet de reconnaître de la façon la plus claire :

1° Que les *goîtres charnus, récents*, rencontrés d'ordinaire chez des sujets jeunes, sont ceux qui disparaissent le plus facilement et le plus rapidement ; Billroth de son côté l'indique nettement.

2° Que les goîtres *kystiques récents*, qu'il est si facile de confondre souvent avec des goîtres charnus lobés malgré leurs limites en général mieux accusées, guérissent plus vite encore et plus facilement.

3° Que les *goîtres anciens*, en général plus durs, fibreux, calcaires, et quelquefois anévrysmatiques, donnent après beaucoup d'injections des résultats qui, pour être souvent encore très favorables, sont moins complets et beaucoup moins brillants.

En résumé, d'une façon générale, les injections iodées transforment les goîtres fibro-vasculaires en goîtres fibreux, et ces derniers en goîtres fibro-calcaires. Quoi qu'on fasse alors, les limites de toute réduction possible sont atteintes, et il faut, en bonne justice, considérer ce résultat comme étant relativement favorable.

Que la teinture d'iode agisse *directement* après absorp-

tion, ou *indirectement* par irritation inflammatoire ;
qu'elle agisse des deux manières à la fois ; toujours est-il
qu'en *atrophiant* les goîtres parenchymateux ou en *obli-*
térant par accolement des parois la cavité des goîtres
kystiques, la teinture d'iode ne détruit pas la glande thyroïde dans sa totalité, ne la supprime pas comme le ferait
l'exérèse totale. Sans cela nous verrions se produire, comme
à la suite de l'extirpation totale, cette affection si particu-
lière et si étrange, cet état *crétinoïde*, ce *myxœdème* qui
ferait condamner les injections interstitielles de teinture
d'iode d'une façon absolue, à l'instar de l'ablation totale
du corps thyroïde.

D'ailleurs nous avons de notre côté suivi des goîtreux
pendant quelque temps, et quelques-uns pendant plusieurs
années, après les avoir soumis aux injections interstitielles iodées, et nous n'avons jamais constaté chez
aucun la plus petite tendance à cet état cachectique et
myxœdémateux.

Mais alors, dira-t-on, puisque la glande thyroïde
après les injections de teinture d'iode n'est pas dé-
truite, puisqu'il en reste une partie plus ou moins importante qui continue à fonctionner (1), la récidive est
donc possible ? Oui, assurément ; et d'ailleurs ne l'a-t-on

______

(1) Woelfler a établi que la couche corticale du goître échappe à l'influence de la teinture d'iode, alors que les zones centrales, modifiées par
l'injection, deviennent fibreuses. Cette zone corticale peut donc devenir le
point de départ d'un nouveau goître par-dessus ou au voisinage de l'ancien.

pas observée également après l'exérèse partielle du corps
thyroïde? par conséquent, après des dangers bien autrement grands courus par les malades. Nous croyons même
pouvoir affirmer que les cas de récidive ont été moins
souvent relatés après les injections iodées qu'à la suite de
l'exérèse partielle. Nous en voyons quelques-uns signalés
par Luton et Lévêque, et encore ils ont guéri à la
suite de nouvelles injections interstitielles de teinture
d'iode.

Pour notre part, les 34 faits que nous relatons sont
pour ainsi dire muets sous ce rapport. Nous en citerons
deux pourtant sur lesquels il faut nous expliquer.

L'observation V se rapporte à une jeune personne sur
laquelle pèse une hérédité formidable et qui est obsédée
par l'idée d'une récidive. Sa guérison date déjà de neuf ans ;
des raisons particulières et multiples l'ayant fait maigrir
sensiblement, son corps thyroïde n'a pas suivi l'amaigrissement général et se trouve de nouveau rendu apparent ;
il n'en faut pas plus pour que la malade craigne une récidive de son goître.

Mais, les bons effets d'un mois de séjour à la campagne
s'étant fait sentir, la malade a engraissé et le corps
thyroïde est de nouveau perdu dans le tissu cellulaire
du cou.

Après tout, si dans la suite le goître reparaît, nous
reprendrons dans ce cas nos injections ainsi que l'ont
fait Luton et Lévêque, et, sans nul doute aussi, nous

obtiendrons comme eux et rapidement un nouveau résultat favorable.

L'observation XXV est encore instructive au point de vue de la récidive. Nous voyons là un goître de date déjà ancienne, arrêté dans son développement pendant un an et demi, grâce à cinquante injections iodées. Puis tout à coup, sans raison connue, ce goître subit un nouvel essor qui cette fois est fatal à la malade.

On ne saurait pourtant nous accuser d'avoir poursuivi ce goître avec trop peu de persévérance et d'avoir abandonné les injections iodées d'une façon prématurée ; la malade avait subi ses cinquante injections en *deux années et quelques mois.*

C'est à cette malade que fait allusion dans sa thèse inaugurale M. Adrien Thierry, quand il dit (1) : « On ne « mettra pas sur le compte de la méthode de Luton à « titre de récidive, les dégénérescences malignes du corps « thyroïde qui peuvent évoluer quelques années après la « guérison du goître primitif..... Voici à cet égard une « intéressante observation.. .... »

L'autopsie de notre malade, morte quelque temps après dans le service de M. Tillaux, a démontré qu'il ne s'agissait point d'une *dégénérescence maligne* dans ce cas, mais simplement d'ectasies vasculaires voisines de l'anévrysme, sinon d'un anévrysme véritable. Qui sait, après

(1) *Loco citato*, p. 50.

tout, si cette malade à un moment donné, avec son goître dégénéré et devenu anévrysmatique, n'eut point été justiciable d'un traitement local par les injections de perchlorure de fer ?

Quand nous l'avons revue, il était déjà tard pour agir dans ce sens, tant son état général était devenu grave, sans myxœdème cependant ; et c'est après avoir mûrement réfléchi que M. Tillaux, auquel nous l'avions adressée en dernier lieu, s'est abstenu de toute intervention.

D'un autre côté, s'il a existé un goître unilatéral que les injections iodées en nombre plus ou moins grand ont réduit ou simplement enrayé dans son développement, doit-on considérer comme une récidive la production d'un goître nouveau à côté du premier, dans le lobe voisin par exemple? Pas davantage évidemment, pas plus qu'il ne faut regarder comme la récidive d'un kyste hydatique ponctionné et guéri l'apparition dans la même région d'un nouveau kyste hydatique, que l'anatomie pathologique a plus d'une fois démontré être développé au voisinage du premier et même côte à côte avec lui.

Les injections iodées, quelque nombreuses qu'on les suppose, n'ayant point pour effet de détruire la glande dans sa totalité, n'agissant que sur la portion aux dépens de laquelle le goître s'est développé, quoi d'étonnant que plus tard la portion de la glande restée saine jusqu'ici puisse être à son tour le point de départ d'une nouvelle tumeur goîtreuse justiciable, elle aussi, et pour son propre compte, d'injections iodées, surtout à une époque voisine de son apparition.

Voici sous ce rapport une observation unique peut-être dans son genre, que nous venons de recueillir tout récemment, et qui trouve ici sa place naturelle.

Observation XXXVI

Goître charnu du côté droit, datant de 17 ans, ayant résisté aux traitements ordinaires, réduit en une tumeur beaucoup plus petite, inerte, fibro-calcaire après *deux cent cinquante-six injections* pratiquées en trois années d'une solution alcoolique iodo-iodurée. — Pseudo-lipomes sus-claviculaires. — Poussée goîtreuse récente dans le lobe gauche du corps thyroïde.

Le 23 juillet dernier M. D..., vétérinaire des environs de Paris, nous amène sa femme pour nous demander la conduite à tenir dans le traitement d'une tumeur récente qu'elle porte au cou.

Madame D...., âgée de 59 ans, est née à Cassel, dans le Nord, de parents qui sont morts très âgés et qui n'ont jamais eu de goître. On n'en connaît point dans sa famille. Depuis 35 ans elle habite N..., bourgade du département de Seine-et-Marne, où il n'y a pas de goître; mais le sol est marécageux et la maison est bâtie sur un terrain marneux; de plus l'eau ne serait pas très bonne à boire.

Madame D..., toujours bien réglée et bien portante n'a jamais eu de grossesse. Ses antécédents ne comportent que quelques douleurs rhumatismales vagues.

Il y a 20 ans elle vit son cou grossir en avant et à droite; on reconnut un goître qui fut traité par tous les moyens mis en usage à cette époque, savoir : iodure de potassium à l'intérieur, puis liqueur de Fowler ; localement frictions avec la pommade à l'iodure de plomb et applications de chlorhydrate d'ammoniaque. On continua ainsi pendant longtemps, jusqu'à ce que les maux d'estomac fissent abandonner la médication interne. Du reste, le seul effet produit avait été un amaigrissement des seins assez marqué ; quant au goître il avait continué, pendant et malgré ce traitement, à grossir visiblement.

Il y a trois ans, le goître qui s'étendait depuis la mâchoire inférieure jusqu'au voisinage du sternum, était animé de battements isochrones au pouls et causait pendant la déglutition des accès de suffocation ; il semblait à la malade que son cou était serré avec un fil ; qui plus est, elle avait même du cornage.

Sur les conseils d'un jeune médecin militaire et avec l'approbation d'un chirurgien des hôpitaux de Paris, il fut décidé qu'on chercherait à enrayer la marche envahissante de ce goître à l'aide d'injections iodées selon la méthode de Luton *très atténuée.*

On prit une solution ainsi composée :

> Eau distillée....... .   20 gr.
> Alcool..............   10
> Iode métallique.....   1
> Iodure de potassium   1

et le 10 août 1883 il fut injecté, avec la seringue de Pravaz, au milieu de la tumeur souple et charnue, quelques gouttes seulement de cette solution.

L'injection fut suivie d'une véritable rage de dents avec retentissement douloureux dans l'oreille droite.

Les injections furent répétées tous les deux jours d'abord, puis tous les cinq jours, puis tous les huit jours. De plus on les fit de plus en plus abondantes, et on finit par injecter dans les derniers temps jusqu'à moitié de la seringue de Pravaz d'un seul coup, mais jamais davantage.

Il a été fait de la sorte *deux cent cinquante-six injections* dans ce goître, sans aucun accident, à part le retentissement douloureux dans la mâchoire, habituel après chaque injection.

Le résultat obtenu aujourd'hui est fort remarquable, puisque les battements ont disparu dans la tumeur, puisque le cornage, les accès de dyspnée ainsi que la dysphagie ont également disparu, puisqu'enfin la tumeur goîtreuse s'est singulièrement rapetissée, n'offrant plus que le volume d'une orange de moyen calibre et ne causant plus aucune gêne. De plus, cette tumeur a subi une transformation importante qui consiste dans la dureté, la calcification probable de la partie périphérique qui s'opposera certainement à tout retour offensif, à toute tuméfaction nouvelle du corps thyroïde de ce côté ; du reste, il devient presque impossible de pénétrer aujourd'hui dans la tumeur à l'aide de l'aiguille de la seringue de Pravaz, tant le tissu est dur et résistant.

Tout allait bien jusqu'à il y a trois mois, quand M. D..., remarqua que le cou de sa femme, bien que sa santé fut parfaite, présentait *quatre tumeurs*. La première, la plus volumineuse et la plus dure, formant le goître ci-dessus indiqué ; à droite de ce goître une saillie mollasse, comme graisseuse, occupant le creux sus-claviculaire ; à gauche une tumeur plus résistante, molle, de consistance charnue, du volume d'une grosse noix, occupant le lobe gauche du corps thyroïde, suivant les mouvements du larynx, un *nouveau goître* en un mot développé dans le lobe qui était resté silencieux jusqu'ici ; plus en dehors et dans le creux sus-claviculaire gauche une saillie mollasse et comme graisseuse, en tout semblable à celle du côté opposé, et n'étant comme elle qu'un de ces pseudo-lipomes si bien étudiés il y a quelques années par MM. les professeurs Potain et Verneuil.

Madame D..., ayant depuis trois mois des douleurs, devenues plus vives tout récemment, dans le plexus brachial gauche, son mari a vu là des phénomènes de compression, et s'est demandé si parmi ces nouvelles tumeurs il n'y a pas un nouveau goître nécessitant une seconde intervention analogue à la première. Telle est la question qu'il vient nous poser et pour laquelle nous croyons pouvoir lui donner l'avis suivant :

Ne rien tenter sur les tumeurs sus-claviculaires qui resteront telles sans aucun inconvénient et qui ne sont que des manifestations de *l'arthritisme;* ne plus faire d'injections dans le goître ancien, autrefois charnu, aujourd'hui fibro-calcaire et sans danger ; mais pratiquer tous les dix jours environ dans le lobe gauche du corps thyroïde formant aujourd'hui un goître *jeune* et *charnu*, des injections de teinture d'iode du Codex, une seringue pleine chaque fois, avec la certitude qu'un nombre relativement restreint d'injections suffira pour faire disparaître ce nouveau goître.

Réflexions. — Cette observation n'a nul besoin de

commentaires. Aucune ne peut mieux démontrer que des
injections iodées faites en nombre incalculable dans un
goître ne détruisent pas le corps thyroïde en entier, mais
seulement la partie dégénérée et traitée.

Aucune ne saurait mieux faire voir qu'un nouveau goître
peut se développer à côté d'un premier goître bien guéri
et sans connexité avec lui, et par conséquent sans récidive.
Demander aux injections iodées par surcroît de préserver les malades d'une semblable éventualité serait mal
fondé, quand nous voyons l'exérèse partielle elle-même
du corps thyroïde ne pas avoir cette vertu.

X

Exposé et critique des accidents causés par les injections de teinture d'iode, ou pouvant leur être attribués.

Avantages multiples des injections iodées.

I

Les accidents que nous avons à passer en revue sont locaux ou généraux.

A. — ACCIDENTS LOCAUX.

(a) *Inflammation.* — A coup sûr, dans la grande majorité des cas, il s'établit, après chaque injection, dans la région injectée, une *inflammation* caractérisée par : de la douleur, de la tuméfaction, de la chaleur et souvent même de la rougeur, en un mot une sorte de *fièvre locale*

qu'on ne saurait considérer comme accident, puisque c'est
un phénomène souhaitable pour conduire le goître à une
résolution plus certaine. Aussi d'ordinaire cette fièvre
locale dure peu, quelques heures, deux, trois ou quatre
jours au plus ; puis s'éteint définitivement, ne laissant
comme vestige de l'injection qui l'a provoquée qu'une
induration fibreuse indolente et qui diminue lentement
d'étendue.

(b). *Suppuration.* — Plus d'une fois cette réaction locale
a été tellement intense ; elle s'est parfois accompagnée de
phénomènes généraux fébriles tellement accentués qu'elle
a suscité dans notre esprit des craintes de suppuration du
goître. Mais dans aucun cas nous n'avons vu la suppuration s'établir, or nous comptons aujourd'hui *deux cent
soixante-six injections* de teinture d'iode, chiffre déjà res·
pectable, pour 34 cas de goître.

Dans aucun cas non plus, Luton, Bertin et Lévêque
n'en ont constaté ; nous disons dans *aucun*, car nous ne
pouvons guère tenir compte ici de ce cas de suppuration
provoqué par Luton à la suite d'une injection iodurée
forte, solution infiniment plus irritante que la teinture
d'iode du Codex ; la guérison d'ailleurs ne s'en est pas
moins suivie.

Si donc nous récapitulons les injections faites par les
trois auteurs précédents, dans les cas qu'ils ont publiés,
nous trouvons, sauf erreurs fort légères, pour Luton 115

injections dans 39 cas, pour Bertin 71 injections dans 26 cas, pour Lévêque 19 injections dans 4 cas ; ce qui donne en les réunissant 205 injections iodées pour 69 goîtres. Au total avec les nôtres : 471 injections pour 103 cas de goîtres, sans un seul cas de suppuration. Nous pouvons y ajouter les 256 injections iodées se rapportant à une seule malade dans notre observation XXXVI, unique peut-être dans son genre ; ce qui nous donne 727 injections iodées sans suppuration.

Il y en a d'autres en France, auxquels nous avons fait allusion au début de ce travail, mais dont nous ne connaissons point le nombre. Il y en a beaucoup d'autres surtout en Suisse, en Allemagne et en Angleterre dont nous ne parlerons point, et où la suppuration n'a pas davantage été observée.

Voilà qui plaide singulièrement en faveur de l'innocuité des injections iodées ; de telle sorte que cette innocuité cesse vraiment d'avoir besoin de preuves nouvelles.

(c). *Injections dans les vaisseaux sanguins.* — Cet accident véritable, s'il a pu se produire, doit et peut être facilement évité, si l'on a soin avant de pousser l'injection iodée d'introduire au préalable et isolément l'aiguille séparée de la seringue, et d'attendre un instant pour voir s'il s'écoule une ou plusieurs gouttes de sang. Or il n'est pas possible que du sang ne s'écoule pas si l'aiguille plonge dans un vaisseau sanguin, artère ou veine.

Si le fait se produit, et il s'est produit plus d'une fois

sous nos yeux et dans nos mains, on se contente de retirer l'aiguille et de l'enfoncer dans un autre point où son introduction ne ramènera point le même phénomène, et où l'injection pourra toujours être poussée sans danger.

B. — ACCIDENTS GÉNÉRAUX.

(a). *Fièvre iodique.* — Incontestable dans beaucoup de cas, la fièvre iodique se traduit par : la saveur iodée, l'apparition de l'iode dans les urines, quelquefois un peu d'enchifrènement, de la toux, et même un embarras gastrique fébrile ; mais jamais les accidents iodiques survenus en pareil cas, quelque intenses qu'ils se soient montrés, n'ont pu être élevés à la hauteur d'une complication ou d'un accident de sérieuse importance. Ils ont toujours été fugaces.

(b.) *Amaigrissement.* — Billroth parle d'un certain amaigrissement avec affaiblissement chez des enfants qu'il aurait traités par les injections interstitielles. Il ajoute, il est vrai, que ces enfants se rétablissent dès que l'iode est éliminé. Chez les adultes au contraire, l'injection de teinture d'iode n'aurait qu'un effet local. Nous n'avons, quant à nous, observé ancun amaigrissement, ni aucun affaiblissement à la suite de nos injections iodées ; mais il est juste de reconnaître que tous nos malades quels qu'ils fussent, n'étaient plus des enfants.

(c.) *Accidents hystériques.* —Ils ont été signalés à plusieurs reprises, et nous en avons pour notre part observé d'infiniment remarquables en ce sens qu'ils auraient pu par leur intensité même sembler inquiétants. — Témoin cette malade de l'observation I, qui fut prise à la suite d'une injection iodée d'un violent trismus avec opisthotonos, contracture des membres et des paupières, toux hystérique, tympanisme abdominal etc., accidents qui se dissipèrent du reste en quelques jours, et n'empêchèrent pas la malade d'être débarrassée rapidement de son goître après cette seule injection. — Témoin encore cette autre malade de l'observation VIII, petite femme très nerveuse d'ailleurs, chez laquelle nous avons vu à la cinquième injection éclater des douleurs et des accidents nerveux aussi étranges que violents, portant principalement sur le larynx et les poumons (1). Les spasmes laryngés et la dyspnée intense avec turgescence de la face et anxiété générale une fois calmés après une heure de durée, on vit s'établir à la suite une sialorrhée abondante et incessante donnant environ un litre de liquide muqueux en 24 heures, et qui dura plusieurs semaines. Cette sialorrhée provenait d'une sécrétion exagérée des glandes salivaires provoquée par la teinture d'iode absorbée, et il s'y joignait un rejet abondant de mucosités se rattachant à l'état inflammatoire du larynx qui laissa pendant longtemps à la malade une voix

____

(1) Smitt a signalé un cas analogue de dyspnée avec menaces de suffocation.

enrouée. Du reste on voyait au laryngoscope un petit
foyer abcédé sur une corde vocale d'où s'échappa plus
tard un lambeau de muqueuse sphacélée qui fut rejeté par
la toux. C'est à partir de ce moment que s'établit rapidement la guérison définitive des accidents laryngo-pulmo-
naires. Cette abondante sécrétion salivaire et muqueuse
n'a rien d'extraordinaire, car on sait que les lésions inflammatoires du larynx s'accompagnent volontiers d'une
expuition abondante ; les malades atteints de phthisie
laryngée ne nous en donnent que des preuves et des
exemples trop fréquents.

(d). *Mort subite.* — Nous en parlons uniquement
parce que des auteurs étrangers la signalent. Resterait à
bien approfondir les conditions dans lesquelles elle a pu
être observée. Il ne serait pas impossible, entre autres
causes, que l'introduction d'une solution iodurée dans les
vaisseaux du cou ou même du goître ait pu la déterminer.
Et puis, à la rigueur, n'a-t-on pas signalé des cas de mort
subite causée par une simple ponction de kyste hydatique,
et ne peut-il pas en être de même ici ? Toujours est-il que
nous ne connaissons en France aucune catastrophe de
cette gravité à la suite de l'injection iodée dans les goîtres.

En réalité, si nous avons cru devoir énumérer une
série d'accidents locaux ou généraux pouvant succéder
aux injections iodées, c'est plutôt pour démontrer leur
absolue rareté. Quand ils existent, ils sont toujours peu

intenses et de faible importance ; ce qui permet de considérer les injections de teinture d'iode comme tout à fait inoffensives, lorsqu'elles sont pratiquées avec méthode et avec prudence.

II

Les bons effets obtenus par les injections de teinture d'iode ou de solutions iodées portent ordinairement sur le goître lui-même ; mais ils peuvent aussi s'étendre plus loin.

Sur le goître, elles le réduisent souvent complètement, d'autres fois incomplètement ; par sa réduction totale ou à peu de chose près, elles font disparaître une infirmité disgracieuse chez la plupart des sujets ; par sa réduction incomplète, elles suppriment ici la dysphagie, là, et c'est le cas le plus fréquent, la dyspnée, la menace ou les accès de suffocation.

Quand elles ne peuvent point faire disparaître entièrement le goître, le plus souvent en l'atrophiant ou en le transformant, elles l'immobilisent et le mettent dans l'impossibilité de grossir et de nuire, ce qui est déjà un immense avantage.

Du reste, les phénomènes généraux consécutifs parfois aux injections iodées semblent avoir si peu d'importance, et celles-ci si peu de retentissement, qu'elles peuvent être faites impunément et même avec des succès très marqués chez les femmes en état de *grossesse* plus ou moins avancée.

Luton en cite deux cas et Bertin un exemple.

On dira peut-être que le corps thyroïde étant placé en dehors de la sphère utérine, on peut se livrer de ce côté pendant la grossesse à toutes les interventions que l'on voudra. Mais nous ferons simplement observer que cette glande ne se trouve pas autant qu'on pourrait le croire en dehors de la sphère de l'utérus gravide, puisque, au contraire, beaucoup d'observations relèvent ce fait que le goître n'a commencé à paraître qu'à l'occasion d'une grossesse, et que dans d'autres cas on a vu le goître subir un accroissement très réel à chaque grossesse, et même à chaque époque menstruelle.

En ce qui nous concerne, le hasard a fait que nous n'avons pas eu l'occasion d'observer un seul cas de goître coïncidant avec une grossesse.

Nous n'avons pas davantage été à même d'en traiter chez des nourrices. Bertin (de Gray) a été plus heureux. Dans une lettre qu'il nous a écrite le 3 juillet dernier, de Dijon, où des raisons de santé ont malheureusement forcé cet honorable confrère à se retirer, il nous dit à propos du traitement des goîtres par les injections iodées : « Je crois « cependant devoir appeler votre attention sur ce fait (et « j'ai déjà une observation à l'appui), c'est le bon résultat

« obtenu du traitement chez une femme nourrice. J'ai vu
« le même fait se reproduire deux ou trois fois depuis;
« la diminution du goître a été rapide. J'avais aussi signalé
« l'effet favorable de l'injection iodée sur les jeunes filles
« non réglées ; mais c'est une autre affaire... »

Ces différentes données sont bien faites pour démontrer que dans toutes les circonstances, sans exception
pour ainsi dire, le goître est justiciable des injections
iodées, et que l'on est toujours en droit d'en attendre les
résultats favorables que nous venons d'énumérer.

Mais, avons-nous dit, ces bons effets peuvent ne point
s'arrêter là, ainsi que nous le voyons dans l'observation XII de notre travail. Il y est question d'une malade
âgée de 36 ans, nerveuse, sujette depuis de longues années
à des *migraines* revenant tous les quinze jours, avec une
intensité telle, toutes les six semaines, qu'elle vomissait
alors pendant dix heures de suite.

Après la cinquième injection elle nous fait remarquer, à
sa grande joie, que depuis la première injection ses *migraines ont presque entièrement disparu*, et c'est là, pour
elle, un résultat plus précieux encore que la réduction de
son goître. Toujours est-il que depuis le mois d'avril dernier elle n'a ressenti qu'un faible accès de migraine de très
courte durée. Ce résultat utile des injections iodées sur
la migraine ne peut avoir aujourd'hui encore qu'une valeur
relative ; nous le croyons pourtant digne d'être enregistré ;
l'avenir seul pourra nous dire s'il s'agit là d'un effet durable.

En somme, la chirurgie entreprend-elle pour guérir le goître, d'enlever tout entier le corps thyroïde dégénéré, la physiologie et les faits cliniques s'y opposent. Veut-elle, quand le goître est partiel, borner son action à l'enlèvement d'une partie plus ou moins étendue de la glande, elle expose le sujet à de grands dangers. Elle se heurte malgré les brillantes et précieuses ressources dont elle dispose à des difficultés bien souvent insurmontables.

La méthode médicale ou si l'on veut médico-chirurgicale, mais non sanglante, de Luton, la méthode des *injections interstitielles iodées* reste au contraire debout, toujours inoffensive, efficace et souveraine, dans les goîtres récents et charnus des sujets jeunes, presque toujours utile mais non toujours curative dans les goîtres anciens et dégénérés. Qu'on veuille donc bien l'appliquer de bonne heure (*principiis obsta.....*) quand l'augmentation de volume générale ou partielle du corps thyroïde est à son début, et alors, toutes les statistiques dressées depuis Luton sont d'accord sur ce point, il est à espérer qu'aucun goître ne dépassera certaines limites, qu'aucun ne dégénérera, qu'aucun n'exposera plus les malades aux accidents de compression ou aux dangers, quelque bien faite et quelque limitée qu'on la suppose, d'une opération chirurgicale sanglante et devenue nécessaire.

CONCLUSIONS

1° Que le goître soit charnu ou même kystique, pourvu qu'il soit *récent*, il a toutes chances pour être radicalement et rapidement guéri par les injections de teinture d'iode.

2° Que le goître soit charnu ou même kystique, s'il est *ancien*, à plus forte raison s'il est dégénéré, il a toutes chances pour être réduit, beaucoup dans le premier cas, moins dans le second ; dans tous les cas sensiblement amélioré par les injections réitérées de teinture d'iode.

3° Quelques-uns dans cette seconde catégorie seront absolument réfractaires et justiciables peut-être d'une opération plus radicale, l'extirpation.

4° Quels que soient les résultats obtenus avec les injections iodées, la *méthode de Luton* demeure une méthode absolument inoffensive, et d'une efficacité merveilleuse quand elle est appliquée de bonne heure, avec discernement et avec prudence.

TABLE DES MATIÈRES

HAVRE. — IMPRIMERIE DU COMMERCE, 3, RUE DE LA BOURSE.

COURBE SE RATTACHANT À L'OBSERVATION DE CHARLES RODR......(OBS. XVI, PAGE 39).
Elle indique le NOMBRE des Injections iodées & la MARCHE des résultats obtenus

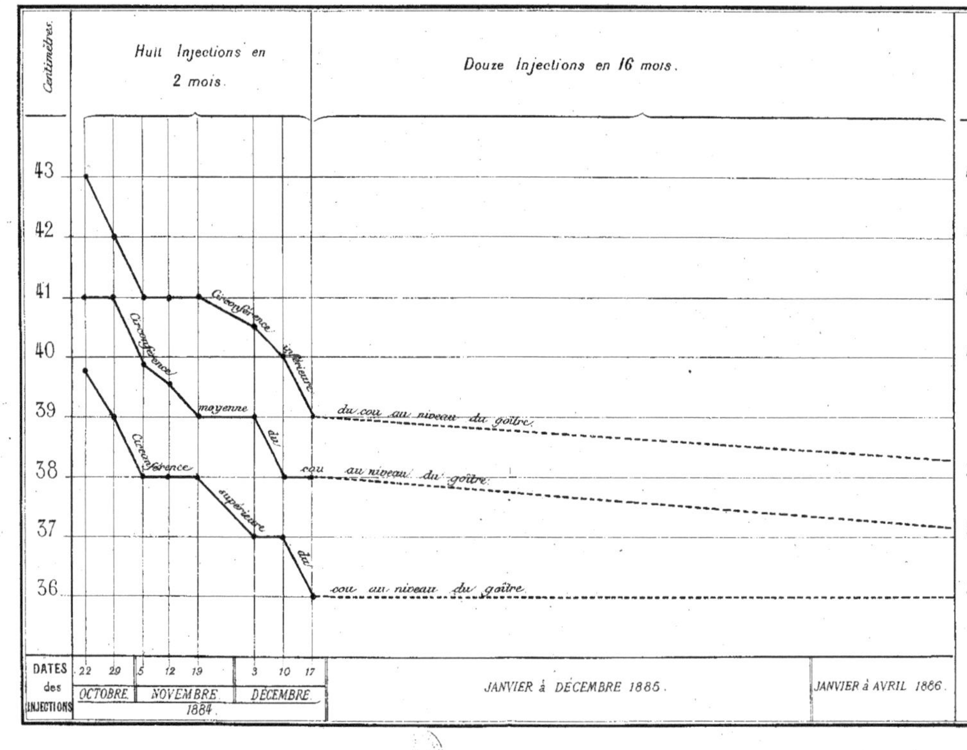

Centimètres.
Centimètres.
Huit Injections en 2 mois.
Douze Injections en 16 mois.
43 42 41 40 39 38 37 36
Circonférence inférieure
Circonférence moyenne du
Circonférence supérieure du
du cou au niveau du goître.
cou au niveau du goître.
cou au niveau du goître.
DATES des INJECTIONS
22 29 5 12 19 3 10 17
OCTOBRE NOVEMBRE DÉCEMBRE
1884.
JANVIER à DÉCEMBRE 1885.
JANVIER à AVRIL 1886.

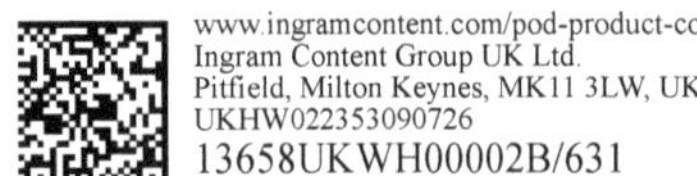